L'Accueil, une clinique d'hospitalité

L'Utopie concrète du soin psychique

Psycho - logiques
Collection fondée par Philippe Brenot
et dirigée par Joël Bernat

Sans exclusives ni frontières, les logiques président au fonctionnement psychique comme à la vie relationnelle. Toutes les pratiques, toutes les écoles ont leur place dans Psycho - logiques.

Dernières parutions

Liviu POENARU, *Inconscient économique*, 2023.
Sonya ZADIG, *Traitement de la maladie psychique en terre d'Islam. Étude de la dépression chez des femmes tunisiennes post-Printemps arabe*, 2023.
Marie LORCHER, *La perversion narcissique dans son lien à l'autre*, 2023.
Patrick Ange RAOULT, *Le doctorat professionnel des psychologues. Une aporie face au pouvoir médical* ? 2023.
Gilles MARCELLOT, *Psychothérapie de l'invisible. Le sens et la preuve*, 2023.
Paul MARCIANO, *Dictionnaire de 52 concepts concernant l'enfant et l'élève a l'école. Approches pluridisciplinaires,* 2023.
Suzanne SCHMITT, *Dictionnaire illustré de l'écriture*, 2023.
Laurence VAIVRE-DOUVRET, *La toxicomanie au crack en Île-de-France : état des lieux, recommandations et plan d'action,* 2023.
Michel PINARDON, *Conseils à un jeune professionnel en psychiatrie*, 2023.
Yann PERRIN, *Les chercheurs de sens. V. Frankl, A. Adler, C.G. Jung, J. Lusseyran et Ling Shen : peut-on maîtriser son existence ?,* 2023.
Patrick TRAUBE, *Voyage au cœur de soi. Le/la psychothérapeute, une oreille qui entend*, 2023.
Christophe LAGABRIELLE, *Sur la route de l'ailleurs. Traumatisme des migrants et force de vie, l'haptonomie*, 2022.
Anna CURIR, *Les femmes, les ciels, les cultures. Traduction de Jean-Pierre Ané-Prince*, 2022.

Jean-Pierre Martin

L'Accueil, une clinique d'hospitalité

L'Utopie concrète du soin psychique

L'Harmattan

5-7, rue de l'École-Polytechnique – 75005 Paris

www.editions-harmattan.fr

ISBN : 978-2-14-049351-5
EAN : 9782140493515

La parole ouvre des voies par lesquelles votre malaise peut se transformer en connaissance, renaissance ou création.

S. Freud

INTRODUCTION

Le soin psychiatrique « sans sujet humain » est de retour dans la mise en crise de la psychiatrie publique par une gouvernementalité dominée par l'économique.. La rupture globale de ce management oppose un soin objectif médicalisé et sécuritaire à toute autre approche de la maladie psychique et remet en cause tous les acquis des connaissances de la subjectivité déclarées archaïques. Le « nous » solidaire de besoins humains de services publics et la valeur d'usage d'intérêt général sont subvertis en valeur économique et norme indépassable, une norme du « je » de la réussite sociale dans une société d'économie de marché. Dès l'éducation de l'enfant s'impose la formation à un homme économique au capital humain. Cette assignation entraîne le paradoxe d'une norme comportementale d'un individu fonctionnel sans subjectivité singulière. La sélection produit une souffrance psychique et la traque médicalisée de toute anormalité biologique et pathologique. Le discours de pouvoir clinique est celui d'une régression des « valeurs humaines » aux multiples entrées institutionnelles et cliniques. Quel sens clinique a le terme de santé mentale dans ce discours biopolitique ?

L'actualité de la mobilisation inégalée de la population contre une loi retraite qui impose de travailler deux ans de plus pour des raisons purement économistes indique que la coupe est pleine. L'aggravation des effets de santé d'une souffrance au travail liée à sa pénibilité physique et psychique est au premier plan d'un quotidien inégalitaire, en particulier pour les femmes et les jeunes dont l'avenir de santé est mis en berne. Le paradoxe d'un avenir sans avenir remet en cause la notion même de psychiatrie publique d'intérêt général. En effet, la création de la discipline psychiatrique en 1968 a été le produit des acquis d'une histoire des connaissances cliniques institutionnelles et relationnelles sur la subjectivité humaine et sa sexualité. Son annulation vers le tout neurologique d'une « science du cerveau » objective et fonctionnelle détermine les outils cliniques « efficaces » évaluables à financer par une gestion administrative comptable qui réorganise et restructure afin « d'optimiser » des moyens en réduction. Mise en place sans réel débat démocratique ni élaboration avec les équipes soignantes, la souffrance psychique de la rupture éthique du métier des soignant.es démultiplie celle des patient.es. Le résultat visible pour l'ensemble de la population est la mise en crise de l'accès aux soins de la psychiatrie publique et de l'ensemble des services de santé publics, une réalité qui laisse son cortège de malades aux urgences en attente de soins immédiats sur des brancards, de nourrissons dont la bronchiolite laisse les parents désemparés, de déserts sanitaires qui laisse des centaines de milliers de personnes sans médecin référent. produits d'un *numerus clausus* dans la formation des médecins, produits d'un *numerus clausus* dans la formation des médecins.

Le projet politique économiste néolibérale est clairement la fin programmée du service public, converti en service au public selon ses moyens, pour transformer le système de santé solidaire en outil de production de soins public-privé. Le secteur psychiatrique de proximité dans l'accès aux soins et de leur continuité tend à se réduire à des plateformes d'orientation et de tri vers une hospitalisation qui privilégie le soin symptomatique immédiat de troubles du comportement. L'outil clinique central de ce management est la « naturalisation » du sujet du soin. Or si la science objective traite dans la médecine somatique de marqueurs objectifs reconnus comme symptôme-maladie, elle reste spéculative dans la maladie psychique de la subjectivité. La conséquence dramatique dévastatrice de cette gestion imposée entraine la désespérance des soignant.es de ne « plus pouvoir faire leur métier », la démission du service public et le manque d'attrait à venir y travailler. Les patient.es soumis à un tri permanent dans l'accès aux soins subissent une atteinte majeure du droit aux soins inconditionnels et dans l'urgence endurent le recours généralisé à des mesures de contrainte sécuritaires. Dans cette régression, l'ensemble des pratiques de secteur public de psychiatrie d'accueil et de continuité des soins dans la cité se transforme en un réseau fonctionnel de santé mentale « positive » où le pair aidant se substitue au soignant. Les équipes du soin et leur réseau social et médico-social d'accompagnement qui restent sont entre soumission institutionnelle et perte du choix de leurs pratiques cliniques. Comment entrer en résistance contre cette nouvelle gouvernance de production de soins ?

La première résistance politique est la connaissance de son histoire

Le discours hégémonique de la gouvernance néolibérale de maîtrise des coûts s'élabore avec le programme Hôpital 2007, les lois Hôpital patients, santé, territoire (HPST) de 2009 et Moderniser notre système de santé de 2016. L'objectif central recherché est celui d'un « bon management d'une organisation des soins » qui s'impose et se substitue à la libre décision de l'équipe soignante. La formation des directeurs d'hôpitaux à cette finalité gestionnaire la sous le contrôle d'Agences régionales de santé. L'Hôpital public devient une entreprise de production de soin sur un marché public-privé. La recherche de l'efficience économique passe par la gouvernance de la rentabilité du soin et la mise en place de « bonnes pratiques cliniques » d'efficience objective et évaluables.

Objective, la « science du cerveau », neurologique, biologique et comportementale est l'outil clinique déclaré opposable par les recommandations de la Haute Autorité de Santé (HAS)[1]. L'outil d'expertise neuroscientifique par la « preuve » symptomatique est celui du courant des neurosciences de la revue *Le FondaMental*[2], au détriment de toute autre approche clinique de la maladie psychique. L'actualité catastrophique de ces recommandations commence dès le traitement de la petite enfance en pédopsychiatrie. En rupture avec les acquis cliniques sur les besoins affectifs du développement de l'enfant s'impose une « économie neuronale » et ses techniques cognitivo-comportementales[3] (TCC). Anne Delègue[4] l'analyse à partir d'une circulaire relative à la mise en place de « plateformes d'orientation et de coordination » qui encadrent

---

[1] La Haute Autorité de santé est créée comme institution indépendante par la loi du 13 août 2004 relative à l'assurance maladie. Sa vocation est scientifique et sa gouvernance est notamment organisée autour d'un collège.

[2] La revue *Le FondaMental* est une publication qui promeut une « science du cerveau » comme approche neuroscientifique des maladies mentales. Son objet s'oppose à toute approche subjective, relationnelle, institutionnelle, et en particulier à la psychanalyse, dans le traitement de la maladie mentale. Financée par des entreprises pharmaceutiques, ses contenus scientifiques et techniques de soins participent des politiques de restructuration actuelles public-privé et de la mise en place de « plateformes d'experts » locales.

[3] Lire le remarquable article de Thomas Rabeyron, *Du néolibéralisme au tsunami cognitivo-comportemental en Grande-Bretagne*, paru sur le site de l'Association recherches en psychiatrie, 2019/12, n° 28, p. 12-136

[4] Anne Delègue, *Les « plateformes d'orientation et de coordination » (POC) pour les enfants avec « troubles du neurodéveloppement » : décryptage et réflexions*. Octobre 2019. Site de l'Association des Psychiatres de secteur infanto-juvénile http:/www.api.asso.fr/

le parcours de soin de l'enfant et de la définition en termes de bilans et d'intervention précoce par le site handicap.gouv.fr. :

> « Le neurodéveloppement recouvre l'ensemble des mécanismes qui, dès le plus jeune âge, et même avant la naissance, structurent la mise en place des réseaux du cerveau impliqués dans la motricité, la vision, l'audition, le langage ou les interactions sociales. Quand la fonction d'un ou de plusieurs de ces réseaux est altérée, certains troubles peuvent apparaître : troubles du langage, troubles des apprentissages, difficultés à communiquer ou à interagir avec l'entourage »[5].

Les différents troubles sont ainsi rattachés à des troubles neurodéveloppementaux. Anne Delègue critique cette « neurologisation », à partir de ses pratiques cliniques et de la connaissance psychiatrique des troubles envahissants du développement de l'enfant, en démontant les critères de la circulaire comme spéculatifs, « masque scientifique de la pseudo-évidence neuroscientifique à distinguer les maladies entre elles d'une part et avec la normalité d'autre part ».

Elle constate également qu'elle n'est pas validée par les grilles DSM[6], dans lesquelles « les troubles regroupés par ressemblance symptomatique peuvent recouvrir des entités différentes physiologiques, physiques, psychologiques ou psychopathologiques et étiopathogénies ».

Les troubles neuroscientifiques n'ont donc pas de validité quant à la distinction des maladies, ce qui remet en cause les six recommandations de la HAS à partir d'une classification en handicaps intellectuels ou déficiences intellectuelles (DI), troubles de l'attention avec ou sans hyperactivité (TDAH), « troubles dys- » et troubles du

---

[5] Circulaire n° SG/2018/256 du 22 novembre 2018.

[6] DSM 3 et 5, documents étatsuniens d'apprentissage du bon usage des outils techniques médicaux programmés et une saisie informatisée de grilles symptomatiques codées.

spectre autistique (TSA). Concernant l'autisme, Anne Delègue montre que sa définition s'est éloignée de l'autisme infantile de Léo Kanner de 1943, la notion de « troubles du spectre autistique » regroupant « des situations cliniques diverses, entraînant des situations de handicap hétérogènes ».

Il s'agit donc d'une « neurologisation » idéologique et politique de la pédopsychiatrie, dans laquelle :

> « [...] les facteurs sociaux et/ou psychologiques tendent à être mis de côté, si ce n'est déniés, les thérapeutiques mettant davantage l'accent sur les rééducations, les méthodes éducatives, voire les traitements médicamenteux, au détriment de la part psychologique du soin. »

La parole de l'enfant avec ses désirs et son imaginaire se sépare d'une « efficacité symbolique[7] » du relationnel avec ses mutations. La résistance à cette déshumanisation imposée à la pédopsychiatrie est l'objet du mouvement actuel contre son imposition à marche forcée dans les CMPP[8]. Le périmètre de la résistance s'étend en conséquence à tout le champ de l'éducation centré sur la performance, outil de sélection à la réussite sociale

---

[7] C. Lévi-Strauss définit « l'efficacité symbolique » : « comment expliquer des mots, mais aussi des gestes, des postures, des incantations qui puissent soigner hors de tout contact physique ». M. Mauss parle d'une « efficacité symbolique négative » qui désigne les mots qui rendent malade et qui tuent. Citations d'Alain Caillé, *Extensions du domaine du don. Demander-donner-recevoir-rendre*. 2019, éd. Actes Sud, p. 234 et 238-239.

[8] Les directives de l'ARS aux CMPP de Nouvelle Aquitaine sont l'exemple d'une restructuration uniquement centrée sur le diagnostic au détriment d'une clinique par les programmes de gestion en direction des enfants. La notion éducative promue est l'injonction de traiter uniquement les troubles du spectre autistique. Les références sont « des plateformes dédiées à la gestion des troubles du neurodéveloppement » en rupture avec les besoins subjectifs du développement de l'enfant.

d'un« homme économique » au « capital individuel » et à la médecine pédiatrique.

En psychiatrie adulte, le DSM-5, instrument de recherches des entreprises du médicament états-uniennes[9], devient la base d'une clinique de catégories de symptômes dont l'outil est la saisie de données algorithmiques des actes de soins. La saisie d'addition d'actes dans le temps n'est plus la continuité d'une clinique relationnelle, mais un néolangage communicationnel qui s'impose à l'ensemble des acteurs du soin et est enseigné aux nouvelles générations de soignants[10]. Objet de transfert de données saisies durant le parcours de soin, leur transmission s'étend à de multiples acteurs qui ne sont plus ceux de la seule équipe soignante. La gestion des données introduit donc une atteinte grave à l'éthique médicale et aux droits fondamentaux des patient.es au secret médical, à la confidentialité des données et aujourd'hui à son accessibilité par le ministère de l'Intérieur[11]. Le contexte de la « naturalisation » du sujet est donc celui de « l'assignation du trouble à un « handicap psychique » à traiter et à appareiller, sur le mode du « handicap physique » de la Loi d'orientation des handicapés du 30 juin 1975 [12]

---

[9] François Gonon, Neurobiologiste, directeur de recherche à Bordeaux, « La psychiatrie biologique : une bulle spéculative ? » Revue *Esprit* 2011.

[10] J. F. Allen met en évidence les dérives de la grille du DSM-5 par l'imposition de critères du marché pharmaceutique qui formatent une clinique du psychisme et de sa recherche scientifique. *Diagnostic and statistical manuel of mental disorders: DSM5,* American Psychiatric Association.

[11] Le projet gouvernemental Hospiweb instaure un partage des données avec les autorités policières, pour les fichés S de la lutte antiterroriste, des blessés par la police lors de manifestations reçus aux urgences. Il est une atteinte majeure aux libertés individuelles et collectives.

[12] Loi 75.534 du 30 juin 1975 d'orientation en faveur des handicapés. Fondatrice de l'insertion des handicapés et de leur orientation vers les

Dans ce contexte le secteur public de psychiatrie cesse d'être le territoire référé à la citoyenneté de la commune et du canton de proximité pour devenir celui d'un économique public-privé intercommunal et régional à réguler avec le privé et l'associatif. Les acquis d'un travail de réseau généraliste de soins en ville ou au village construit en commun avec les élus, la médecine généraliste, l'associatif médico-social et des patients et de leurs familles sont transformés en un réseau de plateformes d'orientation à articuler entre institutions à financer, chaque intervenant étant soumis à une évaluation comptable permanente d'un retour sur investissement. C'est la permanence médicale et médico-sociale et l'accueil humain de la personne qui cesse ou est précarisée. Il en résulte la multiplication des difficultés d'accès aux soins, l'abandon des soins ou des contenus du soin au rabais, au moment où la demande de psychiatrie dans la population explose avec la précarisation sociale généralisée des politiques d'austérité et les effets mortifères de la pandémie de Covid actuelle. La réduction permanente de soignants qualifiés crée une incapacité à répondre à la multiplication de consultations, ce qui entraîne dans l'urgence un recours croissant à des hospitalisations contraintes gérées à flux tendus (plus de 300 000 hospitalisés en plus depuis 2012). Les soignants n'ont plus le temps de penser une clinique relationnelle avec les patient.es et ne sont plus en mesure de faire correctement leur métier. Le « burn-out », la souffrance au travail, entraîne l'explosion des arrêts maladie, ce qui aggrave le manque chronique d'effectifs nécessaires au soin tout en culpabilisant ceux « obligés de se soigner ». L'absurdité

---

associations du médicosocial (éducation, travail, aide sociale et familiale) et d'allocations spécifiques pour l'enfance et les adultes. Si l'allocation a la légitimité d'un « droit social » incontestable pour le patient et la famille, ses critères d'évaluation de « handicap » tendent à recouvrir celui de l'évolution psychodynamique de la maladie dans la socialisation.

de cette précarisation du métier de soignant rejoint celle du statut de fonctionnaire de service public, car nombre de soignants sont déjà remplacés par des contractuels à durée limitée rendant la continuité du soin encore plus illisible. La répercussion sur leur vie globale (ruptures conjugales, difficultés scolaires des enfants et aggravation de la double journée de travail des femmes[13]) participe de nombre de démissions.

La violente réduction en personnels des équipes soignantes à l'hôpital et sur le secteur entraîne la maltraitance des patient.es avec la multiplication du recours à la « contrainte sécuritaire » de l'isolement-enfermement et des contentions face à toute forme d'agitation du patient. Or la contention n'est pas un soin relationnel du sujet et aggrave la souffrance au travail des soignants. Il s'agit, au-delà des conditions objectives de ces démissions et de la difficulté à mettre en œuvre une clinique relationnelle, du refus de la « naturalisation » du sujet portée par les neurosciences[14] hégémoniques, de transformer le secteur

---

[13] Il est révélateur que ces besoins spécifiques des patientes restent le plus souvent référés, par les équipes soignantes, à leur comportement sexuel et au statut de mère ou de femme au foyer, en rupture avec les avancées libératrices acquises dans la société. Les violences contre les femmes dans les services d'hospitalisation ne sont pas le plus souvent réellement traitées, voire sont déniées.

[14] À la note précédente sur la revue *Le FondaMental*, il est nécessaire d'ajouter le rapport parlementaire sur la psychiatrie en septembre 2019 de Martine Wonner, députée LREM et membre de la Mission Flash sur le financement de la psychiatrie dans le cadre de la commission des Affaires sociales de l'Assemblée nationale. Le rapport préconise une meilleure « organisation » sur le territoire, par le financement des services de soin de secteur de psychiatrie comme articulation public-privé d'entreprises concurrentielles de production de soin. Martine Wonner a signé à la suite de ce rapport la pétition contre la psychanalyse, relayée par des actions de presse, en particulier l'interview de la réalisatrice Sophie Robert contre la psychanalyse dans le *Nouvel Obs* du 22 octobre 2019, « Pourquoi les psychanalystes doivent être exclus des tribunaux et de l'enseignement universitaire ».

psychiatrique qui cesse d'offrir un accueil inconditionnel des patient.es à tout moment par un tri d'orientation de « centres experts » bio-comportementaux. La violence de cette hégémonie concerne les contenus relationnels du soin avec des campagnes médiatiques qui appellent à l'interdiction de la psychanalyse et de la présence des psychanalystes dans les affaires civiles. Cet appel à « une interdiction de pratiques professionnelles[15] » participe au recours, au quotidien, à la contrainte politique sécuritaire de contrôle social et d'encadrement de symptômes déviants qui renvoient à une sexualité normative fonctionnelle.

La restructuration du secteur public de psychiatrie s'accompagne de la modernisation juridique de la loi du 30 juin 1838 qui a créer les établissements de soin par l'internement d'isolement enfermement. Loin de la revendication désaliéniste d'abrogation, la loi du 27 juin 1990 étend la contrainte et la procédure d'urgence à toutes les formes de souffrance psychique qui troublent l'ordre public[16]. La Loi sécuritaire du 5 juillet 2011 l'établit sous contrainte de 72 heures dans l'hospitalisation, au nom d'une spéculative protection des victimes d'actes de malades mentaux[17]. La folie est à nouveau renvoyée globalement à une « dangerosité » par nature. La limite juridique de ce sécuritaire a été la décision du Conseil constitution-

---

Cette interview affiche la volonté d'interdire sa pratique professionnelle dans le secteur public.

[15] Ce discours va au-delà de méconnaissances ou de résistances personnelles à accepter l'idée d'inconscient de la psychanalyse, car il introduit une censure » à la liberté d'une pensée scientifique.

[16] Loi n° 90-527 du 27 juin 1990, relative aux droits des personnes hospitalisées en raison de troubles mentaux et à leurs conditions d'hospitalisation.

[17] L'extension des mesures de contrainte à toute souffrance psychique de la loi du 27 juin 1990 devient son hégémonie sécuritaire avec la loi du 5 juillet 2011. La prescription de contrainte par l'hospitalisation s'étend jusqu'au domicile ou lieu d'hébergement.

nel du 26 novembre 2010, saisi par une QPC d'une association de patients (le GIA), qui impose pour toute « privation de liberté » l'autorisation du juge des libertés au quinzième jour d'une hospitalisation sous contrainte et le droit pour le patient à la présence d'un avocat[18]. L'introduction d'une judiciarisation en psychiatrie est une avancée qui sera reprise dans un chapitre spécifique, mais il demeure que la contrainte « sécuritaire » réactualise des peurs identitaires et des préjugés dans la population sur « l'anormalité », source de « dangerosité », de la folie dans la société. Les limites constitutionnelles n'ont pas mis un frein à l'extension de la notion de contrainte et de contention en psychiatrie, mais l'ont encadrée.

Quelle alternative clinique aujourd'hui est l'objet politique de cet essai

L'alternative convoque en premier lieu une autre histoire des pratiques institutionnelles antérieures émancipa-

[18] La décision du Conseil constitutionnel du 26 novembre 2010 en a précisé les limites constitutionnelles en instaurant un contrôle obligatoire de cette prescription par son autorisation par le juge des libertés et de la détention et la présence d'un avocat auprès du patient au moment du débat contradictoire devant le juge. Par leur prise en compte partielle des législations européennes, ces décisions constitutionnelles introduisent une modification substantielle de ce qui fait l'ordre symbolique des rapports entre psychiatrie et justice. Une deuxième décision n° 2012-235 du Conseil constitutionnel du 20 avril 2012 n'autorise pas la contrainte à domicile au nom de la liberté constitutionnelle de circulation. À noter également la décision n° 2018-717/718 du Conseil constitutionnel le 6 juillet 2018, qui affirme, dans l'accueil des migrants réfugiés, le principe constitutionnel de Fraternité (issue de la Révolution française) comme critère juridique de liberté dans l'aide à autrui dans une procédure et son jugement.

trices de la psychiatrie à actualiser[19]. Le rappeler remet en perspective l'expérience créatrice de l'analyse institutionnelle de François Tosquelles à Saint-Alban pendant la Deuxième Guerre mondiale. Tosquelles, combattant républicain de la guerre d'Espagne, dont il est un réfugié, s'appuie sur les travaux d'Herman Simon des années 1930 sur l'activité de travail dans la thérapie. Elaborer l'analyse de « ce qui se passe » dans le lieu de soins et créer un milieu vivant en commun d'activités cliniques de socialisation par les réunions entre soignants et patients, émancipation de la pratique d'analyse institutionnelle, vise à transformer l'établissement psychiatrique en institution soignante en mettant en « valeur » l'humanité du fou[20]. L'expérience s'inscrit dans le lien logistique alimentaire avec la population et la résistance locale contre l'occupant nazi. Saint-Alban crée le mouvement « désaliéniste » de l'après-guerre dont la pratique clinique traite de « pathologies de la liberté ». L'étayage théorique de la clinique mobilise une approche psycho-dynamique, phénoménologique, psychanalytique dans ses pratiques psychothérapiques.

La dynamique institutionnelle de Saint-Alban a également été le creuset de l'idée du secteur de psychiatrique généraliste[21] de Lucien Bonnafé et de la remise en cause radicale du traitement par l'isolement-enfermement. Le projet de secteur, service public généraliste, promeut le soin psychique dans sa double dimension politique « d'implantation préalable » du soin sur des territoires

[19] Jean-Pierre Martin, *Émancipation de la psychiatrie, des garde-fous à l'institution démocratique*. Paris, 2019, éd. Syllepse.

[20] François Tosquelles (1912-1994) *Le travail thérapeutique en psychiatrie*, 1967, réédité par Ères en 2009. Jean Oury (1924-2014), *Psychiatrie et psychothérapie institutionnelle*, Paris, 1976, éd. Payot.

[21] Lucien Bonnafé (1912-2003), Psychiatrie *populaire, par qui ? Pour quoi ?* Paris, 1981, éd. du Scarabée.

citoyens et d'abrogation de la loi du 30 juin 1838 d'internement.

Ce moment historique de créativité clinique accompagne les conquêtes politiques de protection du salariat et de sécurité sociale (1945) qui ouvrent l'accès aux soins à tous et à toutes. Le soin psychique référé à la « valeur humaine » traite de droits de protection sociale solidaire qui introduisent la notion d'être « usager » d'une santé publique dans l'accès aux soins. La rupture anthropologique culturelle est celle des représentations des besoins humains de l'homme, de la femme et de l'enfant[22].

À la différence de l'idéal d'un « homme nouveau » de l'après-Première Guerre mondiale, l'idéal est celui d'une société nouvelle. Il s'agit d'être « usager du soin » et « ayant droit » d'un service public, un langage qui symbolise « se soigner » et « être soigné » et est celui d'une nouvelle subjectivité collective et solidaire qui transforme la relation médecin-malade et sa clinique. « L'éthique soignante » médicale s'inscrit dans une « éthique sociale » d'organisation de la société et de droits de l'usager. L'hospitalisation psychiatrique s'ouvre à l'instauration de placement libre[23].

L'analyse institutionnelle crée la « psychothérapie institutionnelle ». Jean Oury l'expérimente à la clinique de La Borde au début des années cinquante et sa pratique des « clubs thérapeutiques » va être le cheval de Troie dans le service public de psychiatrie. Le mouvement de santé mentale d'avant-guerre sort de l'hygiénisme pour se recentrer sur l'accompagnement du soin psychiatrique avec

---

[22] Les réformes sociales de l'État à la Libération sont issues du programme du Conseil national de la Résistance (CNR).

[23] Le service libre, créé par la circulaire du 1er mars 1949, est une mesure d'hospitalisation qui ne requiert pas l'application des dispositions d'internement de la loi du 30 juin 1838. Prévues dans des unités spécifiques au départ, elles sont la règle dans toutes les unités de soin dès les années 1960.

la création d'associations comme la Fédération des Croix-marines, qui gère des clubs thérapeutiques dans les hôpitaux et participe à une clinique d'analyse institutionnelle du social et de la vie quotidienne. Transformer l'hôpital psychiatrique est celui d'un ordre « asilaire » et d'une clinique organiciste, neurologique et comportemental établis. La découverte, dans les années cinquante, de médicaments du psychisme (neuroleptiques et antidépresseurs) va alimenter une pratique contradictoire de prescription généralisée oscillant entre l'amélioration de l'ambiance dans les services hospitaliers par l'apaisement des symptômes et son usage dans le maintien d'un ordre asilaire. Son dévoiement en « camisole chimique ».

Le conflit entre ce qui est maladie par nature et maladie de la subjectivité du sujet met en tension deux pratiques cliniques opposées avec la reconnaissance de la place de la psychanalyse. Henri Ey[24], en 1955, prône son dépassement par un organodynamisme qui réfère la psychogenèse à un « corps psychique », les complexes affectifs étant pris dans la dissolution de la conscience (dans le rêve en particulier). Jacques Lacan lui oppose « l'appareil psychique » freudien et la fonction symbolique du langage structuré par l'inconscient du sujet[25]. Ce débat entre le primat du traitement biologique dans la psychose et les névroses graves et celui de l'accès au symbolique du langage du sujet a été celui de la formation clinique hétérogène des psychiatres de ma génération. Pour un certain nombre

---

[24] Henri Ey, *Les problèmes de la psychogenèse des névroses et des psychoses*. Paris, 1950, éditions Desclée de Brouwer.

[25] La notion « d'appareil psychique » apparaît chez S. Freud dans *L'Esquisse pour une psychologie scientifique*. 1893. J. Lacan reprend la notion en soulignant qu'il n'implique aucune transformation psychique ni subjective, mais son analyse par le langage métapsychologique. À l'opposé, Jean Laplanche remet en perspective la problématique freudienne psychodynamique, *Le primat de l'autre en psychanalyse*, 1997, Paris, éd. Flammarion

d'entre nous, cette formation s'est également enrichie de la pensée politique de Frantz Fanon, dans laquelle la libération du traitement du fou de l'isolement-enfermement par la psychothérapie institutionnelle est partie prenante de la lutte de libération coloniale[26].

La création expérimentale du secteur psychiatrique par la circulaire du 15 mars 1960[27]en est l'expression. En effet, pensée comme aménagement du territoire d'une politique d'État économiste et de modernisation-humanisation de l'hôpital. Son expérimentation est en rupture avec la pratique de secteur public de psychiatrie fondée sur l'implantation préalable et désaliéniste sur un territoire citoyen promue par Lucien Bonnafé. Les équipes pionnières qui l'expérimentent dans les années soixante vont cependant continuer à se référer au désaliénisme d'une pratique de secteur en associant les approches institutionnelles, le soin médicalisé, l'apport clinique psychanalytique, à une pratique de réseaux qui mobilise les acteurs sociaux et de l'éducation avec l'expérience première du treizième arrondissement de Paris. Les avancées institutionnelles du secteur psychiatrique s'élaborent donc, dès les années soixante, avec de nouvelles pratiques cliniques alternatives en débat.

Ce moment est celui d'autres expériences alternatives. L'antipsychiatrie anglaise pense la libération du patient dans le communautaire hors de la psychiatrie. L'expérience italienne de « désinstitutionalisation » des

---

[26] Frantz Fanon développe à l'hôpital Joinville à Blida des pratiques institutionnelles avec les patients, en les associant au mouvement de libération nationale algérien de la colonisation.

[27] Circulaire du 15 mars 1960 relative au programme d'organisation et d'équipement des départements en matière de lutte contre les maladies mentales.

années soixante et soixante-dix de Franco Basaglia[28] prône la fermeture des asiles, vers une nouvelle psychiatrie territoriale démocratique de libération où les besoins pratiques des patients sont l'objet politique central. Le point commun politique de ces mouvements est la revendication de fermeture des hôpitaux psychiatriques qui met en discussion antipsychiatrie communautaire et psychiatrie humain citoyenne. Sa reprise en France avec le mot d'ordre « la liberté est thérapeutique » du mouvement de Mai 68 en est l'expression tout en rejoignant avec Michel Foucault la revendication de reconnaissance de toutes les pratiques sexuelles qui ne sont pas hétérosexualité. Si l'antipsychiatrie anglaise[29] influence en France de nombreuses expériences alternatives communautaires, elle est en rupture avec la psychothérapie institutionnelle et le secteur psychiatrique qui traite de transformation soignante des hôpitaux psychiatriques, mais aussi avec le un mouvement de « déconstruction » créatif de de la psychiatrie dans la société, avec en particulier l'approche institutionnelle de « transversalité » du soin en « rhizome » de Gilles Deleuze et Félix Guattari[30]. Ce moment de Mai 68 est également celui de l'émergence du mouvement féministe et de la critique du primat de la sexualité normative du modèle familial nucléaire - un père et une mère - dans l'approche psychanalytique Mai 68 annonce une révolution culturelle dans la société et ses suites alimentent

---

[28] Franco Basaglia (1924-1980), *L'institution en négation.* 1970, Paris, éd. Seuil ; *La majorité déviante*, 1976, éd ; Union générale d'éditions, 10-18.

[29] Ronald Laing (1927-1989), *Sagesse, déraison et folie. La fabrication du psychiatre*. Seuil, 1986, et Félix Cooper (1931-1986), *Mort de la famille*. Seuil, 1975 sont les créateurs du mouvement d'antipsychiatrie anglaise.

[30] Gilles Deleuze (1925-1995) et Félix Guattari (1930-1992), *Capitalisme et schizophrénie, 2. Mille Plateaux*. 1980, éd. De Minuit, collection critique.

l'expérience de nouvelles pratiques cliniques et de luttes concrètes pour la fermeture des asiles. La création d'une association de patients (le GIA Groupe information asile) rencontre la désinstitutionalisation italienne centrée sur les droits des patients comme axe politique. Le mouvement du Cheval bleu[31] des années 1970 créé avec la participation des patients au carnaval de Venise porte la dimension culturelle de l'alternative politique de la psychiatrie et de la société[32].

L'utopie concrète de la revendication de fermeture des asiles carcéraux mobilise en France l'action et la formation des jeunes psychiatres et d'infirmier.es. La lutte pour l'abrogation de la loi du 30 juin 1838 [33] associent des pratiques de relation humaine avec les patients et de leurs droits à conquérir. L'action soignante collective de contestation de l'institution psychiatrique asilaire pour la transformer porte sa radicalité. L'action rencontre et s'étaye d'une pensée de la déconstruction, en particulier avec Michel Foucault dont la généalogie d'une clinique « discours de pouvoir » biopolitique s'étend à une critique radicale de la prison et d'une sexualité normative vers des droits du commun pour les homosexuels. Nous aborderons dans un chapitre spécifique comment la perspective politique de transformation sociale radicale[34] du soin psychique a mis en tension l'analyse structurelle du langage et de son inconscient de la psychanalyse lacanienne.

---

[31] La création en 1973 du mouvement Psychiatrie démocratique en Italie porte son expression culturelle par un Cheval bleu Marco Carvallo qui sillonne dans les carnavals les rues de Trieste et de Venise.

[32] Un ouvrage spécifique sur cette période reste à réaliser. Je renvoie ici le lecteur à *Émancipation de la psychiatrie*, *op. Cité*., p. 2.

[33] Une note sur la loi de 1838 sera explicitée plus loin avec sa transformation par la loi du 26 juin 1990.

[34] Franco Basaglia conteste la référence à l'antipsychiatrie.

Cette effervescence théorique créative d'une pensée de la déconstruction va se confronter, dès l'après-Mai 68, à la reprise en main de l'État. En effet, si les acquis institutionnels concrets de soixante-huit sont la reconnaissance d'une discipline de la psychiatrie distincte de la neurologie et la création de services de soins mixtes hommes femmes, ces acquis restent dominés par la loi hospitalière de 1970[35] qui crée une autonomie de gestion financière de chaque établissement. Les directeurs d'hôpitaux cessent d'être des médecins directeurs pour être des administrateurs formés au seul management gestionnaire.

Si ce contexte économiste de contrôle social et d'ordre public rend obligatoire le secteur psychiatrique territorialisé avec les textes des 15 et 16 mars 1972, il scinde le secteur entre psychiatrique adulte et la création de la pédopsychiatrie spécialité spécifique[36]. La transformation du projet de secteur global en activités spécifiques annonce une technique de pouvoir centrée sur le financement des moyens, établissement par établissement, discipline par discipline, et limite donc la reconnaissance de l'autonomie de la psychiatrie publique à son coût gestionnaire. Dans ce contexte, la psychiatrie obtient son propre financement spécifique en 1985[37] et que la gestion du secteur psychiatrique est dédiée aux directeurs d'hôpitaux avec les textes de 1986[38]. La loi du 30 juin 1838 n'est pas abrogée, les

---

[35] La Loi n° 70-1318 du 31 décembre 1970 de réforme hospitalière.

[36] Arrêté du 14 mars 1972 qui fixe les modalités du règlement départemental de la lutte contre les maladies mentales, l'alcoolisme et les toxicomanies. La circulaire 443 du 16 mars 1972 est relative au programme d'organisation et d'équipement pour les départements en matière de lutte contre les maladies mentales et les déficiences des enfants et des adolescents.

[37] Loi n° 85-1468 du 31 décembre 1985 relative à la sectorisation psychiatrique. Son art. 44 en détermine la carte sanitaire.

[38] Décret n° 86.602 du 14 mars 1986.

pratiques d'isolement-internement restent la norme dominante de la médicalisation du soin.

L'État a donc mis en œuvre après Mai 68 une politique gestionnaire de contrôle du soin qui « modernise » le contrôle social de la nouvelle psychiatrie publique et des populations. C'est dans ce contradictoire entre l'essor du secteur public de psychiatrie et de sa gestion de financement à moyens constants hospitalière et de territoires populationnels spécifiques que se créent de nouvelles pratiques cliniques du soin psychique humaines et institutionnelle. Le secteur de psychiatrie publique est financé par le redéploiement des moyens de services hospitaliers et non à partir des besoins de territoires citoyens[39]. La perspective économiste du management du service public rejoint la sphère marchande et le contrôle social. La pratique clinique devient un enjeu de marché comme idéologie de modernisation dominante où l'industrie du médicament « colonise » la société. Les années 1980 préfigurent donc la catastrophe actuelle de la perte de sens citoyen du secteur public par une organisation de bonnes pratiques évaluables d'une clinique organiciste hégémonique[40], outil de « maîtrise de l'irrationnel du psychisme » et d'organisation du soin. La précarisation du soin psychique qui en résulte rejoint celle, généralisée, de la société et de ses services publics. Le trauma permanent de ces dispositifs de pouvoir est le quotidien des patients et des soignants, la réalité sociale au quotidien d'un dispositif de soin.

---

[39] Jean-Pierre Martin, *op. Cité.*, note 2. L'ensemble de cette présentation historique est un résumé du chapitre I d'*Émancipation de la psychiatrie, des garde-fous à l'institution démocratique.*

[40] Antonio Gramsci, *Écrits de prison.* Éditions sociales, 1953. L'hégémonie est culturelle par la domination idéologique du mode de production capitaliste sur l'ensemble de la société. Son actualité est le modèle d'un « homme économique » au « capital humain » qui s'impose à tous les peuples et à leurs civilisations.

L'actualité de ce rappel historique est aujourd'hui à confronter avec l'extension accélérée à l'ensemble des activités humaines de la domination d'une économie capitaliste financière globale de ses effets anthropologiques sur la culture. Les conséquences en sont de multiples événements traumatiques aux causalités sociales, politiques, culturelles et écologiques sur l'ensemble de la planète. La pandémie de Covid, les guerres, les migrations de populations en masse accompagnent la mise en crise de la démocratie de services publics. L'actualité de soin psychique est la clinique du trauma, sidération individuelle du psychisme et collective, qui réinterroge une clinique du destin de la pulsion de mort freudienne dans sa dimension anthropologique. Un chapitre spécifique traitera des effets psychiques d'une série d'attentats terroristes puis de la pandémie virale du SARS-CoV-2 et de sa maladie le Covid-19 qui mettent le trauma quotidien de la mort à la porte pour toutes les sociétés avec la statistique effroyable de millions de morts. Les mesures de confinement et de distanciation sociale nécessaires pour freiner la diffusion virale ont non seulement aggravé une souffrance traumatique réactualisée des souffrances psychiques antérieures, mais aussi par l'absence dans leur mise en œuvre d'un débat démocratique. Les effets dits de santé mentale du repli chez soi et sur soi avec le masque, les tests, le tracing des cas contacts, alimentent le clivage mortifère psychique traumatique du lien social. Dans ce contexte de confrontation à la mort, la défiance rend compte du manque de fiabilité des institutions politiques pour protéger globalement la population. L'incapacité programmée issue de la destruction antérieure de moyens de santé et d'hospitalisation publics par les politiques néolibérales des gouvernements alimente un imaginaire de « complot » sur les réseaux sociaux et une délégitimation de décisions publiques erratiques. La découverte à marche forcée de vaccins d'entreprises pharmaceutiques mondialisées a en même temps conduit la majorité de la population à se faire vacciner et une partie à se défier du vaccin. Cette ambivalence est centrale dans l'acceptation de l'obligation vaccinale, d'autant qu'une politique de la peur prend la forme d'un « passe sanitaire » et d'un mouvement antiVax.

Le trauma individuel et collectif de tout un chacun s'aggrave par une politique de la peur qui prône un état d'urgence sanitaire permanent. La mise en place de protections nécessaires sans mobilisation démocratique qui rassemble et non qui divise met à mal son acceptation durable par l'exercice d'une responsabilité individuelle et commune dans un réel service public de santé reconnu et d'un gouvernement fiable. En son absence, se réactualise une représentation séculaire d'un inconnu qui persécute, par nature épidémique. La pratique clinique psychiatrique retrouve pleinement dans cette actualité la mise en crise de la représentation anthropologique du normal et du pathologique dans la culture, face à la représentation fonctionnelle d'« être soigné » qui se substitue à « se soigner » au détriment d'un « je » qui se réfère au « nous[41] ».

Résister est donc non seulement transmettre l'histoire d'acquis émancipateurs, mais les réactualiser et les repenser dans le climat de catastrophe de la psychiatrie publique. Le projet central de cet essai est de comment se réapproprier une parole sur la « valeur humaine » du soin par un accueil inconditionnel et une clinique d'hospitalité démocratique. Dans cette perspective, le droit fondamental pour tous les patients et patientes est celui d'une protection humaine qui concerne l'ensemble de la population, quels que soient l'origine et le genre. Elle mobilise l'éthique soignante et sociale du praticien dans le traitement de droits d'intégrité et de dignité de la personne, avec ses frontières multiples externes et internes,

---

[41] Norbert Elias, *La Société des individus*. 1987, réédité 1991, Paris, éd. Fayard.

d'autochtones ou de migrants. L'apprentissage d'une histoire à connaître et d'une historicité qui se construit.

La référence à la clinique psychanalytique de « l'appareil psychique » freudien dans le soin psychiatrique rencontre les approches psychodynamiques, sociales et anthropologiques d'une précarisation sociale généralisée. L'utopie concrète d'émancipation politique qui parle d'accueil et d'hospitalité remet en perspective « l'objet bizarre » d'un ressenti de causes extérieures dans la cure, décrit par W. Bion[42], et le « ça » freudien du destin des « pulsions » de vie et de mort biologiques. La parole qui subjective et symbolise la singularité humaine – avec ses diverses pratiques sexuelles, ses sens cachés inconscients, ses différences culturelles – et celle du vivant est bien l'objet d'une pratique clinique politique.

---

[42] Wilfried Bion (1897-1979), *Aux sources de l'expérience*. 1962, publié en 1979 aux PUF.

La pratique clinique du soin psychique, un carrefour de sciences[43]

La valeur humaine d'une pratique clinique commence avec l'écoute de la parole de l'autre. Si le repérage clinique de savoirs scientifiques objectifs est omniprésent pour saisir et apaiser le symptôme, c'est l'écoute du langage de la subjectivité intime et sociale, de ses vécus relationnels de genre et de la culture d'origine, qui donne sa place au psychothérapique de la folie « maladie psychique ». Ce qui se parle avec ses sens cachés donne sens à une clinique de la subjectivité et de l'alliance thérapeutique à construire pour la mettre en œuvre. Dans cette écoute intime apparaît une histoire d'identifications et de filiations avec ses échecs et ses traumas, une cartographie subjective de choix sexuels et sociaux. L'importance de l'écoute distincte de la famille, quand elle est présente, est qu'elle participe au symptôme. Avec l'écoute des tiers institutionnels qui accompagnent, elle participe d'une cartographie de ressources possibles dans le travail de socialisation du patient. La formation à cette pratique clinique relationnelle de la personne avec son milieu social et culturel mobilise une connaissance intime de la subjectivité humaine et l'anthropologique. Pour l'aborder, ma démarche clinique s'appuie sur l'apport des travaux de

---

[43] Voir Jean-Pierre Martin, *Émancipation de la psychiatrie*. Note 2, p. 3. Le chapitre I sur l'histoire critique de la santé mentale.

Roger Bastide[44] avec la notion de « bricolage » dans l'approche des religions afro-brésiliennes au Brésil. En effet, à la différence de l'ingénieur, le bricoleur n'a pas la liberté de créer les matériaux nécessaires à la réalisation de son projet et est dans la nécessité de faire avec ce qu'il a récupéré.

Le clinicien du soin psychique est également confronté à ce bricolage dans la première écoute de la parole de l'autre, une pensée humaine en crise. Mais ici « récupérer » ce qu'il a sous la main commence à mobiliser les connaissances objectives de savoirs psychopathologiques, de sciences humaines, biologiques, avec l'apport spécifique de la psychanalyse dans l'accès au psychothérapique. Élaborer avec la parole de l'autre sur ce qui se passe donne à ce bricolage un premier travail de tissage de sens, de symbolisation ou pas de ce qui se parle avec sa dimension culturelle. C'est à partir de là que s'institue la possible rencontre psychothérapique d'accès aux signifiants de la parole avec ses sens cachés inconscients. Cette approche clinique mobilise l'anthropologique du relationnel avec l'autochtone et l'apprentissage d'une autre culture avec les migrant.es. Dans ces tentatives de rencontre se traite en permanence le rapport à la norme et au pathologique dans une pratique clinique relationnelle de la subjectivité.

Le normal et le pathologique

L'écoute quotidienne de l'excès émotionnel interroge ce qui distingue le normal et le pathologique. L'ouvrage

[44] Roger Bastide, *Sociologie et psychanalyse*. Paris, 1995, Presses universitaires de France, collection Quadrige. Également, Marcel Mauss, *Sociologie et anthropologie*, Paris, 1968, Presses universitaires de France.

de Georges Canguilhem *Le Normal et le pathologique*[45] qui introduit les notions de « milieu intérieur » et « d'homéostasie » est la critique fondamentale du pathologique biologique « excès quantitatif du normal » de Claude Bernard[46] et René Leriche. La rupture traite d'une « normalité vivante » du biologique qui s'oppose à « l'anomalie statistique » du biologisme et de l'éducatif social : « Le vivant et le milieu ne sont pas normaux pris séparément, mais c'est leur relation qui les rend tels l'un et l'autre ».

La reprise vivifiante de cet apport par Catherine Perret, *Le Tacite, l'humain : Anthropologie, politique de Fernand Deligny*, le remet en perspective à partir du parcours de Deligny et de son écrit *Les enfants ont des oreilles*. L'expérience de Deligny est issue de pratiques éducatives et soignantes d'un parcours d'éducateur à l'Institut médico-pédagogique d'Armentières, puis de la rencontre avec Henri Wallon qui le nomme directeur du centre d'observation et de triage de Lille (COT) et instituteur de classe de perfectionnement. Son ouverture est « d'être là » avec l'enfant à partir d'une trace, d'un trait sur le tableau, l'instituteur s'abstenant de toute interprétation et le commentant par un conte, une histoire, un prendre position. La fiction surgit de la création d'un « milieu vivant » par l'instituteur et l'élève ensemble, une « ambiance » qui permet à l'enfant d'entrer dans l'école, là où il avait été placé, déposé, étiqueté « demeuré », « débile », « inadapté », « isolé », « difficile », « arriéré » pour être rééduqué.

---

[45] Georges Canguilhem, *Le normal et le pathologique*. 1972, Quadrige, Presses universitaires de France. Publication de sa thèse de 1943.

[46] Claude Bernard, *Introduction à la médecine expérimentale*. 1865, éd. Champs Flammarion.

Apprendre à vivre dans l'école s'oppose à l'éducatif institutionnel et au rééducatif. Deligny élabore à partir d'une « normalité biologique » vivante qui va être partagée avec Henri Wallon et Georges Canguilhem lors du refuge à l'asile psychiatrique de Saint-Alban en 1944 comme résistants. Le moment est la rencontre avec la pratique clinique vivante de François Tosquelles, Lucien Bonnafé et Jean Oury, un lien avec la naissance de l'analyse institutionnelle dans le traitement de la folie qui s'ouvre à des modalités de soin essentielles par l'approche kinesthésique du milieu développée par Tosquelles : la folie est « le noyau de l'homme ».

La constitution d'une pensée critique commune va travailler, à la Libération, la place du vivant biologique dans le développement de l'enfant face au retour idéologique de l'éducatif social et de la conscience objective de l'enfance inadaptée. La critique de cette organisation objective est loin d'être linéaire. Un écart apparaît avec l'éducation nouvelle de Célestin Freinet qui pratique une approche éducative institutionnelle alternative, mais aussi avec Canguilhem et Wallon qui introduit dans le vivant les sciences sociales face à l'emprise de normalisation sociale. Là où Canguilhem parle de « traces sensibles » comme normes biologiques de la vie intérieure à l'organisme et de « l'irréfutable de la présence », comme forme de connaissance qui s'oppose au langage et à ses modèles normatifs de déni du sujet vivant d'une psychologie sociale. Henri Wallon parle de développement dans la « survie », de la détresse humaine du nourrisson où la vie reste dépendante de l'environnement familial qui assure ses besoins. L'apport de Wallon introduit un dépassement dialectique du paradoxal entre vie et socialisation pour fonder une autre clinique, une psychogenèse qui s'oppose au psychologique institutionnel de normalisation. Si le milieu vivant définit un « caractère », ce sont les identifications qui participent de la construction du sujet autonome social et de sa personnalité. L'alternative confronte de façon dialectique le jeune enfant au milieu avec ses circonstances et ses événements imprévus pour articuler autrement la relation primordiale et refaire un milieu de l'enfant. La mutation de l'appareil psychique des besoins, pulsions et désirs constitue le sujet dans la conflictualité avec l'indivisible originaire. Les crises de la maturation réactualisent l'ambiance du commencement, du *socius* primordial (renvoi au refoulé freudien) avec ses résonances émotionnelles et ses sensations kinesthésiques. Espace postural et espace environnemental sont indissociables[47]. Mode d'action indirect d'une expérience de l'ambiance, la relation vécue s'inscrit dans chaque forme d'existence du monde. Minkowski décrit cela comme anthropologie phénoménologique[48].

La rencontre dialectique du vivant et du social de Wallon introduit une transition clinique relationnelle dans sa dimension institutionnelle, tout en demeurant un écart avec ce que Tosquelles développe sur la responsabilisation du malade dans la constitution de ce milieu vivant et de son ambiance. Une clinique d'analyse institutionnelle s'élabore dans des réunions soignants-malades pour rendre l'hôpital soignant, le langage étant le mode de symbolisation de « ce qui se passe », d'une ambiance vivante. Jean Oury le reprend à partir du réel de l'activité quotidienne[49]. L'écart avec l'apport de Canguilhem est qu'il interroge le réel d'une « normalité biologique » indépendante du social, d'un corps « biologique vivant » qui s'oppose au jugement normatif de « l'individu social » et rend compte de normes sociales « d'un écosystème évolutif ». La norme

---

[47] Henri Wallon et Liliane Lurçat, *Espace postural et espace environnement (le schéma corporel)*, Enfance, vol. 15, 1962.

[48] Eugène Minkowski, *Constitution et conflit*, 2002, éd. Ères.

[49] Jean Oury, *Transfert, multiréférentialité et vie quotidienne dans l'approche thérapeutique de la psychose.* Cahiers de psychologie clinique, 2003/2

évolue avec les connaissances scientifiques, les techniques et les conditions sociales, économiques et culturelles. Ce sont des transformations qui déterminent des représentations normatives de la maladie entre le normal et le pathologique, sans cesser d'être une approche clinique ou éducative de traces de vivant qui échappent à cette aliénation sociale[50]. L'écart de Wallon est d'introduire le rapport dialectique entre une pratique clinique vivante et la place des normes sociales évolutives dans la mise en œuvre des pratiques de soin avec les patients et patientes dès l'enfance[51].

L'expérience d'une pratique de secteur dans une ville minière du nord de la France en montre la pertinence avec ses différents écarts. L'école maternelle adresse au secteur de psychiatrie adulte (en l'absence d'équipe de pédopsychiatrie constituée) des enfants sans langage acquis et passifs dans les activités. L'équipe du Centre médico-psychologique n'étant pas organisée et formée au travail thérapeutique avec les enfants, la décision est de les recevoir en groupe dans un espace décalé du centre social du quartier de la maternelle. Le psychiatre et la secrétaire mettent en place l'accueil avec la notion d'activités de jeux. Dès le premier accueil un appel extérieur téléphonique entraîne un des enfants à venir toucher l'objet téléphone, qui à la question « appeler qui ? » répond « mamie » ! Le téléphone-trace crée le premier jeu des

---

[50] Sa relecture aujourd'hui met en évidence un vivant réduit au normatif d'une science du cerveau et au traitement statistique de la norme par le néolangage algorithmique.

[51] J'ai souligné dans l'introduction la place de la psychanalyse face à un organicisme dominant. Là où Henri Ey prône son dépassement par un organodynamisme référé à la psychogenèse d'un « corps psychique », les complexes affectifs étant pris dans la dissolution de la conscience (dans le rêve en particulier), Jacques Lacan le contestet en lui opposant « l'appareil psychique » freudien et la fonction symbolique du langage structuré par l'inconscient du sujet.

enfants entre pièces différentes qui mobilise chacun dans les signifiants de « à qui » et « mamie ». Au fil des séances, des mots et des morceaux de phrases, se construisent, avec le psy et la secrétaire, deux figures parentales. Aucune consultation psychologique individuelle autre que l'ambiance d'être là pour jouer ensemble. La tentative de rencontrer les parents par la suite échoue, mais pas avec l'école maternelle, informée de « ce qui se passe ». Un langage se constitue et plusieurs de ces enfants entreront à l'école primaire, un autre sera adressé en lien avec nous à une autre équipe de pédopsychiatrie de la région pour des symptômes psychotiques. La plupart de ces enfants ne présentaient pas de pathologies, mais le symptôme d'une déculturation d'un milieu familial en grande souffrance sociale et peu investi pour l'enfant. Cette action « hors normes » d'accueil dans un milieu vivant est celle d'une autre clinique humaine à inventer situation par situation.

Cette expérience interroge dans un tout autre contexte ce que signifie « créer un milieu vivant d'accueil ». Elle est ici la dimension institutionnelle qui se retrouve dans la mise en place, dans le centre de Paris, de l'expérience du centre de crise ouvert 24 heures sur 24, puis « d'aller vers » dans l'accès aux soins. La création du centre d'accueil tente d'introduire la norme du vivant dans le soin psychique, du social et de l'éducation pour penser quelle orientation vers l'accès à une consultation de dispensaire ou d'hospitalisation. Lieu et temps d'accueil, c'est l'écoute de la personne dans son contexte de souffrances psychiques de la vie quotidienne qui traite de ce rapport du normal et du pathologique de la psychose et de la dépression subjective. Penser une clinique alternative du vivant d'un excès émotionnel élabore du relationnel à partir du symptôme pour saisir ce qui participe d'une souffrance psychique normale liée au contexte ou au pathologique. Ce temps d'accueil évite de transformer d'emblée l'écoute du symptôme en norme maladie qui pathologise. Lieu et temps d'écoute de l'indicible, du refoulé ou de l'in-symbolisable de la psychose, le « prendre soin » de toute trace du vivant et de son langage permet d'accéder à un soin thérapeutique d'une atteinte de l'autonomie subjective et sociale. Dans la psychose, l'étrangeté, l'hermétisme de la pensée, l'incorporation d'objets morcelés du réel du monde extérieur non symbolisé nécessitent pour le soignant d'être un « bon objet » rassurant et non une intrusion menaçante. Pour toute situation d'accueil de la personne en souffrance psychique, la création d'une ambiance, d'un milieu vivant, dans l'écoute du sens des vécus psychiques « d'être malade », « déprimé », « désespéré », qui sont des vécus du quotidien, permet de les distinguer de la maladie subjective de la dépression. Le prendre soin favorise une possible rencontre relationnelle. Au Centre d'accueil et de crise, la prescription de médicaments est donc exceptionnelle et reste symptomatique. C'est ce rapport dialectique entre la norme du vivant et la norme sociale qui disparaît dans une clinique objective neurologique, rééducative qui médicalise tous les comportements individuels dits « anormaux ou déviants ».

Le normal et le pathologique dans le développement de l'enfant

Le travail critique d'Anne Delègue démontre le caractère discriminant de tels outils dès le développement de l'enfant et des aléas d'une clinique « neurocomportementale » d'évaluation d'un symptôme comme norme objective de ses troubles du développement[52].

L'écoute de la parole de l'enfant dans son trouble affectif, qui appelle un besoin relationnel, est barrée quand

---

[52] Anne Delègue, *op. Cité*,
p. 19, notes 46 et 47.

s'impose la notion d'une « anormalité pathologique » par nature lors de « turbulences » à la maison et à l'école. Si la médication du symptôme d'hyperactivité ou de décrochage relationnel apaise l'inquiétude des parents et de l'école, elle tend à dénier la parole de l'enfant dans ses difficultés à grandir.

Cette « économie neuronale[53] » par « la preuve » d'une « anormalité » pathologique, déclarée opposable à toute autre par les recommandations de l'HAS, crée de nouvelles catégories statistiques qui se déclinent en troubles neurodéveloppementaux (TND), en déficiences intellectuelles (DI), en troubles de l'attention avec ou sans hyperactivité (TDAH), en « troubles dys- » du langage, de l'apprentissage et moteurs, en troubles du spectre autistique.

Le diagnostic d'autisme référé au « spectre autistique », cesse non seulement d'être « l'autisme de Kanner » qui en est sa maladie spécifique, mais aussi celui du « symptôme autistique » de la psychose infantile avec ses acquis cliniques psychodynamiques. Le dépistage de l'autisme, réduit à la seule « naturalité » biologique et génétique, produit son traitement par les techniques de « rééducation » et de médication qui entraînent une sur-objectivation diagnostique et une sur-médication de tous les « troubles du comportement » de l'enfance. Le soutien à cette approche d'un certain nombre d'associations de parents, dans la souffrance à se penser « parent d'un enfant psychotique » qui relève de la psychiatrie, tend à déterminer le choix du praticien référé à sa clinique comportementale pratiquée. Or cette nouvelle norme de trouble neurodéveloppemental laisse de côté les facteurs sociaux et psychologiques d'approche de ses avatars subjectifs, ce

---

[53] Barbara Stiegler, *De la démocratie en pandémie.* 2021, éditions Tracts Gallimard.

qui rend illusoire à terme toute rééducation sans présence d'un temps relationnel qui subjective.

La notion de transition dans la clinique

L'approche du normal et du pathologique dans le développement de l'enfant introduit le traitement d'un paradoxe à dépasser à partir de l'apport de « l'objet transitionnel » de D. W. Winnicott[54]. Sa créativité se démarque d'une stratégie de « thérapie familiale systémique » où le « systémique » part de dysfonctionnements familiaux qui mettent en valeur le trouble de la communication entre parents et enfants par une série d'injonctions paradoxales, sans autre issue que la répétition à l'œuvre dans le discours parental. René Roussillon[55] reprend ce paradoxe par la critique du « systémique » de l'école de Palo-Alto[56] quant au mécanisme du *double-bind* de la parole maternelle, c'est-à-dire un message simultanément contredit par un autre qui ne laisse aucune issue à l'enfant.

Les « injonctions paradoxales » qui transmettent des modèles de conception du monde objectal et relationnel deviennent « psychogènes » lorsque trois conditions sont réunies : une relation intense et vitale pour le sujet qui y est confronté, une relation de dépendance étroite, la possibilité de démasquer l'antagonisme qui est « barré ». Le paradoxe est donc dans l'ordre transmis : il faut désobéir pour obéir, processus qui est constitutif de la schizophré-

[54] D. W. Winnicott, *Jeu et réalité, l'espace potentiel*. Éd. Gallimard, collection de l'inconscient, 1997. Préface de J.-B. Pontalis.

[55] René Roussillon, Pour une épistémologie du paradoxe. 1979.

[56] École de Palo-Alto. Fondée par Grégory Bateson, dans une perspective épistémologique de la communication humaine qui définit des règles systémiques appliquées aux thérapies familiales et à la schizophrénie. Le trouble de communication serait la conséquence d'un double-bind qui est une injonction paradoxale comme système homéostasique, c'est-à-dire sans autre issue que la sanction.

nie. Roussillon critique sa logique systémique et pragmatique et démonte son mécanisme en soulignant que les énoncés de Palo-Alto ne sont paradoxaux qu'à certaines conditions : une absence de temporalité et un seul mode de fonctionnement mental.

Or ce caractère totalisateur est intenable :

> « Dans un système relationnel de réflexivité totalisante, il arrivera toujours un moment où une définition de soi, un paradoxe pragmatique surgira et le rendra intenable. Le système de communication des familles "schizophrénogènes" est certainement plus caractérisé par la réflexivité des énoncés et la totale dépendance réciproque que par le paradoxe. Celui-ci n'étant, sous sa forme de communication paradoxale, que son épiphénomène, le symptôme de cette relation d'objet particulière. »

Quant à la mystification et la disqualification du *double-bind* :

> « Elles placent le sujet dans une alternative dans laquelle, où il se soumet et s'identifie totalement à l'objet du désir de l'autre, ou il refuse toute dépendance et sort ainsi totalement de la relation, avec tous les dommages que cela implique. Dans les deux cas, c'est la fiabilité de la relation à l'environnement qui est profondément atteinte[57]. »

L'apport de René Roussillon référé à l'objet transitionnel de Winnicott vient étayer les impasses d'une logique formelle et fonctionnelle impropre à rendre compte de la constitution d'un sujet qui introduit la socialisation là où il n'y a qu'enfermement autistique. Sa critique d'une logique fonctionnelle remet en perspective la formation de « l'appareil psychique » de l'enfant de Mélanie Klein : le « dépassement du clivage entre bons et mauvais objets par

---

[57] Ces processus réapparaissent dans ce que D. Anzieu appelle le transfert paradoxal dans lequel « l'analysant fera vivre à son tour à l'analyste les paradoxes, mystifications et disqualifications qu'il a lui-même historiquement vécus ».

la capacité de réparer les objets détruits intérieurement », en particulier dans le traitement de la psychose issue de son échec à sortir d'un « fusionnel » maternel.

La clinique de « l'objet transitionnel » de Winnicott est à se réapproprier dans l'émancipation de la psychiatrie[58] du « systémique » neurologique fonctionnel. Le paradoxe à dépasser consiste à introduire du sujet, là où il est absent, par des pratiques institutionnelles patient.es-soignant.es, dont la transition retrouve un déjà-là de pratiques désaliénistes de libération du statut du fou de la contrainte médicalisée.

Une autre approche de l'étayage critique de ce communicationnel s'enrichit également de l'apport de Boszormenyi-Nagy[59] sur les « légitimités invisibles[60] » à l'œuvre dans la famille et leur traitement par une « thérapie contextuelle ». Ses concepts sont la norme de « justice » et de « réciprocité dans le lien », dans la continuité des travaux de Lévi-Strauss sur la structure de l'échange en société et de Mauss sur le don. La notion de « légitimités invisibles » traite de droits et de dettes qui traversent le transgénérationnel et ses « conflits de loyauté ». L'écoute du patient et de son environnement est donc une éthique de la parole et de l'engagement, les deux relevant de la « responsabilité humaine » dans une « éthique relationnelle » qui institue un travail de soin basé sur la « confiance ».

---

[58] Jean-Pierre Martin, *Émancipation de la psychiatrie, des garde-fous à l'institution démocratique*. Chapitres III et IV. Paris, 2019, éd Syllepse.

[59] Ivan Boszormenyi Nagy, *Psychothérapies familiales : aspects théoriques et pratiques*. 1980, éd. James L. Fremo, Presses universitaires de France. Avec Kramer, *Glossaire de thérapie contextuelle.* 1991, revue *Dialogue*, n° 111.

[60] Légitimité est ici à référer au concept américain de *legitimity*.

L'hégémonie actuelle de la norme médicament

Ces approches du normal et le pathologique ouvrent la critique de l'usage de la médication. Devenue norme de l'ensemble de la médecine somatique pour apaiser le symptôme, elle repose sur des marqueurs scientifiques du traitement de la maladie. La compliance au traitement, le soulagement du symptôme et chaque innovation scientifique détermine une norme d'usage qui redessine un nouveau périmètre de la prescription médicale. La maladie est traitée, mais pas le sujet malade dans la crainte de la récidive, car la souffrance du corps est aussi un vécu psychique et émotionnel qui appelle l'écoute du sujet dans la durée. En psychiatrie, la découverte de médicaments neuroleptiques et antidépresseurs a transformé dans les années 1950 les pratiques de soin dans le travail relationnel, mais aussi conforté un organicisme clinique ignorant « l'appareil psychique » du sujet malade. Le médicament réduit le traitement à une « anormalité » par nature. Ainsi, la prescription de neuroleptiques dans la psychose apaise le délire psychotique, mais ne traite pas le subjectif structurel de la maladie. La répétition de la prescription réduit le malade à sa chronicité[61]. Son usage de « contention chimique » participe de l'isolement-enfermement et non le soin de la personne annulée par sa supposée « dangerosité » sociale potentielle. Dans la dépression, sans un réel travail psychothérapique, l'apaisement émotionnel du médicament n'est pas celui de la maladie subjective. L'écoute de la parole de la subjectivité du malade permet de saisir ce qui relève d'une histoire traumatique ou d'une mélancolie sous-jacente : en son absence, les patient.es se sen-

---

[61] L'investissement de l'industrie pharmaceutique dans la recherche de médicaments rapidement curables du quotidien, et rentables, a délaissé ceux de la chronicité et des maladies infectieuses épidémiques. En psychiatrie, pour l'industrie, le traitement de la chronicité de la psychose est moins rentable que celui de la dépression.

tent guéri.es, mais pas ce qui va engendrer sa répétition en tant que maladie. En outre, l'usage fréquent de la prescription indifférenciée d'antidépresseurs entre maladie dépressive, déprime, désespérance et tristesse passagère est une impasse totale du traitement de la subjectivité, ce qui pathologise le normal du « trouble » comportemental ordinaire dans la société. L'usage abusif de médicaments est une forme d'autocontrôle et de contrôle social, une norme qui participe à ce que Michel Foucault nomme biopolitique d'État. Est introduit un nouvel acteur économique qui détermine la norme : le marché de l'industrie pharmaceutique qui transforme l'usager du soin en consommateur individuel. Le désir de « bien-être individuel » subvertit l'utilité sociale et le soumet à un rapport d'échange économique du médicament marchandise. L'ordre sanitaire public normatif d'une société d'individus réduit à nouveau le sujet consommateur à un « individu social statistique ».

Dans le contexte hégémonique de la réponse médicamenteuse une autre aliénation apparaît : la recherche effrénée de la bonne médication qui entraîne un nomadisme médical et, aujourd'hui, la recherche d'un médecin référent que le *numerus clausus* dans les études universitaires a raréfié et source de déserts sanitaires. Facteur de crise dans la relation médecin-malade, la continuité des soins et l'accès au médecin, c'est la fonction symbolique de celui qui prescrit un traitement. Est en crise la confiance dans la compétence du médecin et dans l'acte médical curatif. Le contexte de souffrances du quotidien n'a plus de lieu où être entendu. Dans le soin psychique et somatique, déterminer ce qui est maladie ne peut être séparé d'une écoute du patient ou de la patiente, dont la souffrance réactualise des vécus antérieurs de maladies, d'abandons, de deuils et de répressions, quelles qu'en soient les causes. L'absence d'un accueil d'écoute ignore donc les ambiguïtés et les non-dits de la plainte dans la demande immédiate d'un traitement symptomatique. Il en résulte souvent une répétition du symptôme sans résultats objectifs durables qui alimente une relation de défiance et un scepticisme grandissant des patients sur les contenus du soin réalisé. Il en résulte la recherche éperdue d'une autre écoute et d'autres informations dans les médias sur sa fiabilité[62]. La lecture d'écrits de patient.es sur les réseaux sociaux explicite une série de « revendications » légitimes qui concernent le résultat immédiat ou durable, mais aussi mettent à jour des « revendications » du réel social et des difficultés personnelles : la critique des conditions dégradées de l'accès au soignant et de l'accueil[63] interroge directement l'éthique soignante de l'institution médicale du somatique et du psychiatrique dans son rôle, sa fonction, son statut.

Quand les institutions sont clivées dans leur seule spécificité objective, le patient ou la patiente reçoit des soins, mais « ne se soigne pas ». Le clivage issu d'une addition d'actes techniques déshumanise le prescripteur et « déresponsabilise » le patient et la patiente dans le soin. La norme médicament prescrit ou d'automédication cesse d'être lisible, étant elle-même source d'une anormalité : la dépendance aux médicaments. Cet état des lieux est en grande partie déterminé par les protocoles du marché pharmacologique[64], dont les cibles participent d'un mode d'exercice libéral de médecine à l'acte et des commandes

---

[62] La recherche inépuisable d'objets de satisfaction d'un désir de mieux-être mobilise de multiples sites informatiques de réseaux sociaux et d'une presse généraliste.

[63] Les difficultés à trouver un médecin référent, l'absence de gardes en médecine de ville, les déserts sanitaires, les dépassements d'honoraires, l'accroissement des restes à charge, les refus de soin du médecin pour ceux couverts par la CMU et l'AME.

[64] L'usage de nouvelles molécules ne donne pas toujours lieu à une décision du comité du médicament de l'établissement. De ce fait, il n'y a pas de contrôle de leurs effets réels là où l'innovation reste souvent à démontrer. En outre, elle est une contrainte financière importante des budgets hospitaliers.

groupées hospitalières qui déterminent les pratiques de soins de service public[65]. La concurrence entre pratiques et compétences met en crise l'identification du soignant fiable, car celui à qui revient la médication est son support symbolique. L'alternative suppose un travail en commun entre praticiens pour que se crée une alliance avec le patient pour accéder à « se soigner ».

Si le psychiatre reste clairement celui qui traite la psychose et l'autisme chez l'enfant, il participe avec le médecin généraliste au suivi de la dépression et des vécus traumatiques. L'institution d'un travail en commun institue et symbolise une présence soignante qui structure le soin dans sa globalité et éclaire ce qui est normal et ce qui est pathologique. C'est ce sens du soin qui n'est pas enseigné dans les facultés de médecine et dans la formation permanente. Dans le cursus de formation des psychiatres et de l'ensemble des soignants, l'enseignement se réduit aujourd'hui à une science du cerveau purement fonctionnelle qui pathologise le normal dans la recherche du « diagnostic précoce » et une bonne pratique « efficace ». Or, « prendre soin ensemble » de la parole et de la « cartographie relationnelle » parentale et sociale participe de la recherche d'une « alliance » avec le patient ou la patiente et d'un « consentement éclairé » aux soins. Le cheminement de la négociation du consentement n'est pas un long fleuve tranquille, parsemé de tensions, de retraits, de dénis de l'aide, d'*acting-out* qui nécessitent d'être là pour la souffrance du sujet. Ici, « prendre le temps » de l'écoute de la famille, quand elle est présente, inquiète de l'état de son proche ou ne le supportant plus, concerne sa place

---

[65] La notion de médecin référent. Depuis le 1er janvier 2006, tout assuré social de plus de 16 ans ou ayant droit peut choisir et désigner son médecin traitant dans un parcours de soin coordonné. En son absence, le remboursement de l'Assurance maladie peut être réduit de 30 %.

comme ressource fiable ou défaillante. En son absence s'inaugurent la seule réponse médicamenteuse et, dans l'étrangeté de la psychose, l'urgence[66] de l'hospitalisation sous contrainte.

La « névrose actuelle », excès pathologique du normal ?

Le travail de subjectivité à partir de la parole des patient.es introduit la « psychanalyse » freudienne en subvertissant la norme clinique du diagnostic de l'hystérie par nature de Charcot et de la notion de dégénérescence. Freud analyse l'hystérie à partir de la sexualité infantile polymorphe dans la construction de l'appareil psychique et le destin des pulsions biologiques refoulées dans un inconscient par la répression éducative normative. La plasticité des pulsions s'ouvre à leur destin vers une sexualité adulte. La cure psychanalytique est l'écoute de la parole pour mettre en conscience les motions inconscientes refoulées qui font retour dans la névrose. L'analyse du langage travaille les résistances à ce retour, en particulier avec le lapsus, l'association soudaine à un événement oublié, les actes manqués. La spécificité de la cure passe par le transfert, projection d'amour de l'analysé sur le psychanalyste, ce qui nécessite chez le patient ou la patiente un Moi constitué qui accède au symbolique. La cure constitue donc la première topique d'une « névrose de transfert ». Freud introduit une deuxième topique avec la description d'une « pulsion de mort » biologique à la suite de son expérience de la Première Guerre mondiale. L'excès du symptôme émotionnel se réfère à l'excès de la pulsion de mort qui n'accède pas à la subjectivation symbolique du

[66] Sortir de cette catégorisation en médecine de ville interroge également les impératifs financiers et temporels d'une médecine à l'acte où le temps est limité pour chaque consultation.

transfert. Nommée « névrose actuelle[67] », elle est un inanalysable de la psychanalyse et son objet est celui des pathologies psychiatriques.

Cependant, l'excès de la pulsion de mort reste l'objet de recherche du mouvement psychanalytique, un outil qui aide à penser une autre clinique du binaire entre psychose et névrose. Dans la mélancolie, l'atteinte du Moi est l'incorporation interne de l'objet de la perte. L'échec à le symboliser, à en faire le deuil, réactualise des défenses « narcissiques primaires » infantiles, un « trauma originaire » qui fait retour. Le destin des pulsions de vie et de mort à l'œuvre dans le trauma est analysé par Freud comme réactualisation de ce trauma infantile par le mécanisme d'effraction puissant de l'expérience vécue d'un réel « actuel ». La créativité de la notion de « trauma originaire » va être l'objet d'un débat entre Sigmund Freud qui situe la trace du trauma originaire dans « la scène primitive » de relations sexuelles parentales et Sándor Ferenczi qui le situe dans son déni par les parents ; l'approche de ce « trauma originaire » par Mélanie Klein d'Anna Freud le réfèrent au non-dépassement structural de défenses archaïques infantiles de fusion maternelle dans le mécanisme psychique de la psychose infantile.

L'introduction de la « névrose actuelle » s'ouvre donc, au-delà de la cure, à l'anthropologique et à des pratiques cliniques créatives qui déconstruisent le modèle politique normatif, mais qui reste chez Freud dominant, de la famille nucléaire. C'est ce point qui fait débat aujourd'hui

---

[67] La première topique freudienne distingue la « névrose de transfert », qui est la relation d'amour sur le thérapeute analysable, du retour dans le symptôme d'un refoulé de contenus et d'affects inconscients issus de la répression des pulsions biologiques d'une sexualité infantile, de la « névrose actuelle », où le retour est un non-refoulé inconscient de contenus d'un « ça » archaïques primaires non symbolisés avant la constitution du Moi et inanalysable comme transfert, S. Freud, *Pour introduire le narcissisme*, *op. cit.*, p. 26, note 64.

dans la psychanalyse avec les évolutions actuelles vers les autres structures familiales que sont la famille recomposée lors de divorces, les femmes seules avec enfant, mais aussi l'hétérosexualité comme seule identification possible. La revendication de droits reconnus pour les couples homosexuels ou transgenres l'interroge légitimement, comme nouvelles normalités.

De nouvelles normes sociales tendent à recentrer l'analyse des identifications parentales sur la structure défaillante dans la socialisation de l'enfant et l'accès à d'autres pratiques sexuelles multiples, à reconnaître comme forme de normalité vivante, en rupture avec la seule identité hétérosexuelle. L'objct normatif n'est donc plus le structurel établi familial de domination du père, mais de construction dialectique de normes entre le biologique et l'éducatif du social dans la société. L'actualité récente du normatif fonctionnel d'une science objective est l'approche sociologique de « l'excès » que développe Alain Ehrenberg dans *La fatigue d'être soi*[68]. Sa critique par Isabel Fortes[69] remet en perspective la « névrose actuelle » comme « névrose de destin » des pulsions, décrite par Freud dans *Au-delà du principe du plaisir*[70] et le trauma « effraction », rupture du bouclier protecteur du psychisme, face à l'excès de stimuli issus de l'angoisse, de la peur, du danger.

La répétition comme « déplaisir » constitue le trauma, le psychisme étant débordé par « la prépondérance de la pulsion de mort en excès ». Isabel Fortes souligne son caractère paradoxal dans la théorie freudienne, car la pulsion de mort est « en même temps excès pulsionnel et de

---

[68] Alain Ehrenberg, *La Fatigue d'être soi.* 1998, Paris, éd. Odile Jacob.

[69] Isabel Fortes, « L'Actualité de la névrose actuelle », p. 235-240, 2010, in *Lettres de l'inconscient* n° 19, éd. Ères.

[70] S. Freud, *Au-delà du principe du plaisir*, 1920, réédité en 2013 par PUF, collection Quadrige.

l'inanimé qui élimine la pulsion ». Le dépassement du paradoxe explicite le désaccord avec l'« excès » sociologique d'Ehrenberg, qui réfère « l'excès pulsionnel » de la métapsychologie freudienne dans la dépression aux transformations de la société occidentale et à la subjectivation de l'homme contemporain. Si I. Fortes partage le constat de « l'excès des pulsions » à l'œuvre dans la souffrance actuelle, elle s'en démarque sur son mécanisme. En effet, Ehrenberg situe « l'excès » comme la sortie d'un modèle disciplinaire, avec ses règles, ses interdits et ses figures d'autorité, d'un monde de l'initiative individuelle où l'exigence d'être soi-même hors du collectif et l'injonction à la performance se substituent à la culpabilité et au désir sexuel. La conséquence est un sentiment de vide, d'insuffisance, une figure du « Surmoi » dans laquelle la pulsion de mort en excès produit la « dépression » qui, dans cette perspective, est « une pathologie de la responsabilité » où le facteur social est au premier plan de l'étiologie et le traumatisme une cause externe qui rencontre un déficit à être et crée un désordre psychique et la maladie. Ce propos d'Ehrenberg actualise la tradition sociologique de Georges Board et d'Émile Durkheim sur la neurasthénie, mais surtout se réfère à la psychasthénie de Pierre Janet où le déficit est une baisse de la tension psychologique et où le sujet s'abandonne à des « automatismes psychologiques » de division de la conscience entre volontaire et involontaire, ce qui produit une « double personnalité ». « La panne d'action » qui en résulte nécessite « une mesure de réparation de la personne » dans sa fonction vivante par une thérapie « fonctionnelle » dans la société actuelle marquée par l'incertitude, l'excès de consommation individuelle et des addictions comme sortie de la dépression, compulsion addictive de l'obligation à devenir soi-même.

Isabel Fortes souligne les contradictions de ce fonctionnel où la notion d'insuffisance « écarte celle de l'excès » dans notre culture et omet que « la dépression est une manière psychique d'exprimer l'excès ». Ainsi, l'insuffisance « ne se retrouve pas dans la mélancolie » et « l'obsession d'achat peut être un palliatif à l'incertitude et au manque d'assurance du sujet ». Ehrenberg évacue une réelle analyse de la culture actuelle avec la souffrance centrée sur le corps, là où le travail de Freud sur la « névrose actuelle » décrit le mécanisme du symptôme par des avatars de symbolisation en lien à une satisfaction sexuelle réprimée dans l'enfance. La « névrose actuelle » est sans adéquation avec la satisfaction sexuelle, car la « stase de la libido » est somatique et non psychique, que ce soit dans des névroses d'angoisse, la neurasthénie, l'hypocondrie, les paraphrénies et les psychoses paranoïaques et schizophréniques. Le travail de Freud indique dans la mélancolie un « destin des pulsions », dont l'excès peut prendre des modes de subjectivation différents d'une « hémorragie interne », d'anesthésie sexuelle et d'inhibition qui sont une « rétraction vers le dedans ».

L'écoute psychothérapique fait apparaître les traces « d'un retour de conflits symboliques plus anciens » et de leurs affects dans la fatigue et la douleur ordinaire, et il ne faut pas oublier « le rôle de la répression et de l'agressivité » comme subjectivation. Isabelle Portes cite J.-B. Pontalis, qui reprend la névrose actuelle décrite par Freud dans *Malaise dans la civilisation* : « une névrose non créatrice et comme vide de désir, impuissante à élaborer et à transformer ses conflits… sans jamais prendre parti ». La mélancolie est donc non seulement « actuelle », mais aussi « expression somatique d'une angoisse diffuse… sans prendre le chemin d'un symptôme névrotique[71] ». Elle est un « agir », plus qu'un « déplacement »

[71] J.-B. Pontalis, *Perdre de vue*, 1988, Éd. Gallimard, connaissance de l'inconscient, et J. Laplanche et J.-B. Pontalis, *Vocabulaire de la psychanalyse*. 967, réédité par PUF, 1984, p. 371-378.

et dégage une sociogenèse de la subjectivation. C'est bien son déni dé subjectivant qui aujourd'hui est celui d'une sociologie de l'excès, émotionnel comme « fonctionnel », qui est source de souffrances psychiques dans sa réalité.

Le détour par ce débat entre fonctionnel et subjectivité où Isabel Portes pointe le paradoxe entre excès de la pulsion et inanimé freudien qui l'élimine, met en évidence une tension théorique dans le mouvement psychanalytique. Jacques André[72] lui oppose l'analyse d'un « excès » de pulsions sexualisées, la pulsion de mort étant du refoulement primaire d'un Moi naissant, à distinguer de l'angoisse de castration initiale qui suppose un Moi constitué et semble mobiliser des refoulements tardifs de l'enfance. En réalité il lui oppose le travail de la cure, le centre de la pensée psychanalytique, là où elle interroge le politique du fonctionnel et aussi la créativité psychanalytique à partir ce qui se passe dans la société. Le débat sur le normatif et le pathologique entre psychanalystes interroge le conservatisme postfreudien de la cure et la notion de structure inconsciente du langage lacanienne dans la possible psychothérapie des névroses actuelles psychiatriques. Cela convoque évidemment le destin des pulsions dans l'investissement libidinal de l'enfant comme identité sexuelle des névroses de transfert e. Dans le travail psychothérapique le sexuel rencontre sa dimension cachée inconsciente et le rapport au biologique jusque dans la cure. La structure du langage s'inscrit avec son inconscient à partir de quelle socialisation autonome. Dans quelle condition sociale, de parentalité et de statut des femmes, de précarisation globale du travail et de l'étranger migrant ? Ce sont autant de causes de rupture du lien social et du vécu autonome qui s'ouvrent au psychothérapique en psychiatrie en tant que pratique clinique politique de la « névrose actuelle », « névrose sociale ». Les situa-

---

[72] Jacques André, *Lecture de Freud*, p. 117-119, Paris, 2019, éd. PUF.

tions suivantes d'un patient et d'une patiente rendent compte de ce trouble dans la clinique de la « dépression » entre ce qui déprime ou désespère et un normatif de genre déshumanisant.

La souffrance au travail d'un homme de cinquante ans : *« Ça fait trois mois que je suis en arrêt de travail, j'ai déjà fait des dépressions nerveuses concernant le travail, j'ai maigri de 11 kg..., je n'ai plus d'appétit, de goût à rien..., j'ai commencé par une bronchite asthmatiforme, je suis atteint de byssinose... on a des maux de poitrine comme une angine de poitrine, constamment je grelotte... toujours des idées noires, je suis un éternel anxieux ».*

Il travaille dans une filature de coton : *« L'ambiance du travail... on n'en fait jamais assez, peur de ne pas y arriver, je fais des cauchemars sur le boulot. Sur la fin, j'avais mal dans les os partout, plus de réaction... encore trois ans à tirer. »* Une déclaration de maladie professionnelle est en cours. La dépression est ici associée à un destin social d'une aliénation du travail. La rencontre avec un thérapeute permet l'accès psychothérapique du sujet qui se soigne. Pour la première fois, cet homme parle de ce destin sans être réduit au seul temps symptomatique fonctionnel (traitements médicamenteux et hospitalisation). Son évolution a permis une démarche commune vers une activité gratifiante dans le service social associatif.

La souffrance de la condition féminine d'une jeune femme *« Je suis fatiguée, j'en ai marre, j'en ai trop vu. »* Elle pleure, abattue : *« Mon mari m'a complètement détruite... je ne m'en suis jamais sortie depuis trois ans... le gros problème, c'est qu'il boit [...] Plus j'étais malade, plus il m'en voulait. »* Elle s'est réfugiée chez ses parents, mais *« je ne veux pas les détruire eux non plus »*. La consultation a lieu après plusieurs tentatives de suicide, manifestement d'appels à l'aide. Son approche psychothérapique a permis de parler de la rencontre avec le mari, avec qui elle s'est mariée pour sortir de la dépendance aux parents. Le couple n'avait pas de projets d'avenir précis et s'est retrouvé dans une errance pendant six mois à M., de *« galère »* où elle fait la manche et vit dans des squats. C'est le mari qui a décidé leur retour dans le Nord sans qu'elle se souvienne bien des raisons, mais elle le commente par *« la fête était finie »*. L'errance festive en couple se termine dans le réel d'un mari qui ne travaille pas et se réfugie dans les bars. La désillusion affective et sexuelle est intériorisée par la culpabilité *« d'être destructive »* et le repli dans une vie terne vécue comme un *« manque d'avenir possible »*. Elle n'a pas d'enfants, car elle *« ne se sent pas prête »*. Cet éclair de lucidité décrit bien l'ambivalence entre soumission et révolte adolescentes où le Moi fragilisé « n'est pas prêt » à faire face à la réalité d'une vie de couple quand « la fête est finie ». Elle n'est pas objectivement isolée socialement, mais le vécu dépressif rend compte de la difficulté à être un « sujet désirant » et d'accéder à une subjectivité adulte. Les entretiens ont permis d'étayer une maturité qui l'amènera à rompre avec ce mari et assumer une autre existence.

L'écoute psychothérapique dans ces deux situations est celle du langage profane et ses représentations normatives populaires. Le vécu dépressif parle d'un manque à être : « quelque chose qui ne va pas dans la tête », « entrer en dépression, être déprimé, se désespérer » rend compte de vécus concrets dans l'assignation à une norme sociale. L'approche psychothérapique de l'émotionnel de la dépression est la rencontre relationnelle avec le patient et la patiente pour accéder à une subjectivation de « ce qui se passe » vers un « désir d'avenir » à symboliser, un thérapeutique qui sort le sujet d'une incapacité fonctionnelle. Cette écoute dans une consultation psychiatrique à l'hôpital général interroge de ce fait dans le cadre de soins somatiques la place d'une écoute subjective relationnelle, un possible travail institutionnel élargi entre soignants des différents métiers de santé.

La précarité sociale source de névroses actuelles

Les situations précédentes de névrose actuelle parlent de précarité de la condition humaine dans la société capitaliste actuelle. Sa forme extrême de l'homme à la rue ou dans un centre d'hébergement d'urgence pose le problème de l'accès à la symbolisation de sujet social.

Un homme apeuré, évitant le contact, l'état physique dégradé et quasi-mutique, est rencontré dans la rue, sous un porche d'immeuble, par la « maraude » d'une association humanitaire du centre de Paris. À la sollicitation de venir dans son lieu d'accueil de jour pour SDF, il accepte et participe au groupe de parole que nous animons, en tant qu'équipe de secteur psy avec les intervenants de l'association. Ce premier temps est l'établissement d'un rapport de confiance qui va permettre des démarches pour rétablir ses papiers d'identité (perdus ou volés) et l'obtention du RMI et une domiciliation. Cependant, l'homme demeure dans un retrait marqué par la tristesse et passif dans la décision. C'est dans ce contexte que nous le recevons en consultation au centre médico-psychologique (CMP) pour une démarche de mise en place d'une allocation adulte handicapé (AAH). L'entretien met en évidence le symptôme d'un clivage mélancolique. Il accepte de prendre le traitement prescrit, mais cesse de venir dès l'obtention de l'allocation et disparaît du groupe de parole associatif. Participant aux maraudes, nous le retrouvons, un an plus tard, dans un autre accueil associatif près de la gare de Lyon. À nouveau dans une errance dure avec des problèmes somatiques graves, il s'adresse cette fois-ci à nous avec une demande de soin évoquant son sentiment d'abandon dans la rue. Le lien s'institue avec l'acceptation du traitement et c'est comme « patient » qu'il dit « je vais mieux » et est accompagné vers une Halte soin santé puis dans un hébergement d'urgence du Samu social. La découverte d'un cancer va réorienter l'accompagnement vers un service de cancérologie et un accompagnement de fin de vie jusqu'à son décès.

Le travail en commun de « passages » dans la rue ou d'hébergement par les intervenants associatifs et l'équipe psy-précarité du secteur psychiatrique a créé l'espace et le temps d'aller vers une institution de soin.

Un autre homme, en hébergement associatif, consulte l'équipe psy-précarité à la demande des éducateurs de la structure. Certes, il « ne pose pas de problèmes », mais reste isolé, discret, tout en réalisant quelques démarches sociales indispensables. Ce vécu est ressenti par les éducateurs comme un « risque » de dépression. Lui, accepte l'entretien avec le psy, tout en affirmant « ça ne sert à rien », mais vient régulièrement ensuite en consultation. Cadre dans une administration, il a quitté depuis un an son travail et sa région à la suite d'une séparation conjugale après vingt ans de mariage et avec deux enfants. Sa venue à Paris n'a d'autre projet précis que de s'éloigner du lieu de la perte affective. Dans un entretien suivant, il associe la perte à des vécus de maltraitances paternelles subies durant son enfance, la mère étant restée silencieuse, propos qu'il conclut par « c'est la première fois que je parle de ça à quelqu'un ». La parole a trouvé une adresse. Le trauma de l'enfance dont il n'est pas sorti dans le mariage et dans une nouvelle famille est nommé. Ce début d'approche psychothérapique donne sens à ce qui a entraîné le divorce et sa mise en errance, mais il arrête à ce moment de venir à la consultation. Les éducateurs nous diront ensuite qu'il a repris une vie sociale active.

Ici, ce qui a fait réseau est le lien entre l'équipe sociale de l'hébergement et une approche de soin psychiatrique. L'institutionnel du lien a permis au sujet d'accéder à un moment du psychothérapique dans ces situations de sujets en errance ou en déshérence.

Le clivage mélancolique du premier se traduit par une dés affectivation et le repli à un état de nature (le corps à la rue) qui évolue dans le vécu vivant du « prendre soin » corporel et social de son accompagnement, mais sans accès à son histoire d'un réel abandon maternel précoce probable.

Le clivage du deuxième parle de perte affective et de culpabilisation (non méritant, fautif) associées à un sentiment d'abandon maternel face à un père violent. La réactualisation du clivage de la perte parle du lien perdu dans la séparation conjugale qui produit une défense d'auto-exclusion, mais accède à la subjectivation d'une écoute psychologique. Chez les deux, la médiation de tiers associatif a été nécessaire pour accéder aux soins par l'institution d'un réseau en commun dont l'action mobilise des intervenants de compétences et de positions professionnelles différentes.

Cette élaboration entre intervenants s'institue par des réunions communes, où se constitue un langage de l'action dans l'échange. Son éthique soignante et sociale est d'éviter une violence de plus, une violence de trop et refuse tout « statut » d'homme en trop[73] pour ces personnes en errance. Avant d'être un danger pour les autres, elles sont en danger « d'être à la rue ». L'approche est celle d'un vécu traumatique mortifère de violences subies antérieures dans le réel de la répétition.

---

[73] Ce statut reste cependant souvent à l'œuvre dans le mécanisme de pérennisation de la précarité : les itinéraires de patients montrent que les seules portes de sortie de la rue sont l'hôpital, la prison et les foyers à vie, la rue étant une variable d'ajustement de l'orientation vers l'un ou l'autre. La conséquence est la présence de nombreux malades mentaux en prison et dans les foyers sociaux comme substitut de l'hôpital.

La place symbolique du clinicien est « d'être là » pour les autres et en particulier être présent dans les obsèques de personnes suivies en commun.

Auto-exclusion et « mélancolisation du lien social »

La précarisation extrême de l'errance à la rue a mis en débat la notion « d'auto-exclusion ». Jean Furtos[74] en décrit le mécanisme observable de l'évitement de l'échange. La perte comme continuité d'être - hors appartenances - et l'énergie psychique mobilisée à s'exclure sont une impasse du lien sans autres manifestations psychopathologiques. Il reprend l'analyse de René Roussillon[75] sur la tentative imaginaire d'éviter la conflictualité de difficultés structurantes, le mécanisme psychique interne étant l'échec de la constitution du « paradoxe intégrateur » dans l'apprentissage de l'enfant à être seul en présence de sa mère. Le paradoxe sans transition de sortie intégratrice réapparaît par le brouillage de l'emprise de l'autre dans une situation de détresse, le sujet s'infligeant à lui-même le piège issu de l'impossibilité d'affronter les multiples contraintes. Le sujet s'exclut pour éviter d'être exclu. Ne tenir à rien renvoie à sacrifier une partie de soi pour sauver le tout, véritable clivage du Moi avec le réel qui s'accompagne d'un jeu sur les limites d'un espace piégé comme norme. La pertinence de cette approche est de rendre compte d'une stratégie de survie, marquée par l'échec du principe de réalité à renoncer au « tout un » du narcissisme primaire, la réalité de vécus d'abandon venant confirmer ce renoncement. Jean Furtos souligne également que ce mécanisme interroge la possibilité du symptôme d'auto-exclusion dans la psychose.

---

[74] Jean Furtos, *Les cliniques de la précarité*. 2008, éd. Masson.
[75] René Roussillon, *Agonie, clivage et symbolisation*. Ed. PUF, 2005

Ma propre pratique clinique l'interroge dans son rapport à la « mélancolisation du lien social » dans l'errance adolescente analysée par Olivier Douville[76]. Son approche clinique reprend le destin de « la pulsion de mort » freudienne dans le deuil pathologique de la mélancolie maladie[77], où l'incorporation de la perte porte l'atteinte du Moi[78], jusque dans la forme évolutive extrême de la négation d'organe du syndrome de Cotard[79]. « Disparaître » entraîne un déficit, une dé-subjectivation, une anesthésie du corps et une inhibition de la pensée, préludes à l'incurie et à l'abandon de soi jusqu'à la mort. Le destin de la « pulsion de mort » dans le mécanisme de défense psychique prend donc différentes formes possibles entre la préservation du Moi de l'auto-exclusion et une atteinte du Moi mélancolique, mécanisme qui interroge les défenses archaïques, issues du stade du « narcissisme primaire[80] »

---

[76] Olivier Douville, *Clinique psychanalytique de l'exclusion*. 2012, éd. Dunod, coll. Inconscient et culture.

[77] À la différence du spleen mélancolique littéraire de l'homme face à sa propre finitude.

[78] Sigmund Freud, dans *Deuil et mélancolie*, distingue la mélancolie du deuil normal, réaction à la perte d'une personne aimée ou d'une abstraction mise à sa place. Si, dans le deuil, la douleur s'accompagne d'une inhibition de la pensée confrontée au principe de réalité de l'objet perdu qui continue à exister psychiquement, dans la mélancolie, c'est le moi qui devient pauvre et vide jusqu'au « délire de petitesse », expression d'un clivage où une part du moi, l'instance morale, prend l'autre part comme objet d'une plainte, rendant impossible l'investissement de la relation aux objets externes.

[79] Syndrome de Cotard : dominé par la négation d'organe qui s'exprime par des idées hypocondriaques d'inexistence, la négation de la fonction des orifices, des organes et des membres, l'analgésie. Ils sont en lien imaginaire avec des idées de damnation, de possession, d'immortalité et de grandeur. Sa description et les citations dans ces deux paragraphes sont d'Olivier Douville.

[80] Le « narcissisme primaire » est défini par S. Freud par l'autosuffisance du nourrisson et son indistinction entre lui et le monde extérieur dans la fusion maternelle. L'auto-érotisme participe

chez l'enfant face au vécu d'abandon maternel précoce décrites par Mélanie Klein[81], de « dépression anaclitique » du nourrisson avant même la constitution d'un moi autonome. René Spitz[82] l'a repris comme effet de la séparation de la mère lors d'une hospitalisation d'un bébé.

Ces différents apports éclairent-ils la « mélancolisation du lien » adolescente, moment de recherche d'une identification adulte qui remet en cause les figures parentales et de la recherche éperdue de l'identité personnelle ? L'adolescent se mélancolise par le travail de deuil impossible de l'abandon de l'identité antérieure, jusqu'à la perte d'une intégrité corporelle vivante. Olivier Douville constate que ce désinvestissement de la cohésion du corps en voie de mortification se retrouve souvent dans le refuge ultime dans une petite parcelle d'objet ou de vêtement familier de l'enfance, « un "je" comme marque, stigmate, par lequel on reste vu ». L'expérience clinique montre que si ce refuge familier est présent dans nombre de situations d'auto-exclusion, l'intégrité du Moi n'en sort jamais indemne, car c'est la structure même de l'échange qui fait défaut et s'alimente de la confusion d'un réel social, entre présence et apparence, dans une société où les liens sociaux et les identités sont en crise. La représentation d'un soignant ou d'un tiers social est donc elle-même soumise à une démultiplication, à une abrasion, à un brouillage des lieux et de normes qui fragilise tout rapport symbolique fiable. Le brouillage du « principe de réalité » de l'errance des adolescents à la rue ne se réduit donc pas au réel apparent de l'auto-exclusion, car il traite une crise du lien. Olivier Douville le souligne en mettant en valeur la nécessité

---

de la construction de la relation d'objet par la libido du Moi vers l'autre. *Pour introduire le narcissisme*. 1914.

[81] Mélanie Klein, *La Psychanalyse des enfants*. 1932, réédité en 2013 aux PUF.

[82] René Spitz, « La Perte de la mère par le nourrisson ». 1948, *Enfance*, n° 5, p. 373-391.

pour le thérapeute d'être reconnu, identifié à un adulte « fiable » dans un lieu d'accueil soignant. L'écoute patiente et rassurante permet de prendre le temps d'une élaboration qui traite de conflits d'identification aux parents pour accéder à la symbolisation du statut d'adulte, dans une société où il est en crise. Ce moment d'identification symbolique traite souvent la sortie de l'échappatoire de la jouissance transgressive par la prise de toxiques. Serge Leclaire[83] suggère ainsi qu'il s'agit « d'entendre la demande d'amour comme quelque chose qui est là pour fonder le statut narcissique du sujet sexué et non pas du tout comme une demande de jouissance ».

Mélancolisation du lien et psychose maniaco-dépressive

La « mélancolisation du lien social » se retrouve chez l'adulte. La crise d'appartenance à la société réactualise par la répétition dans le réel d'un trauma actuel les traumas infantiles affectifs et les deuils et les pertes antérieurs. L'approche thérapeutique de vécus antérieurs de deuil non réalisés suppose l'accès à une relation d'objet qui symbolise et subjective le contexte affectif et social de la perte[84]

[83] Serge Leclaire, *Apprendre à aimer*. Éd. Fayard, Paris, 1975.

[84] Karl Abraham, *Manie et mélancolie*, 1911, réédité en 2010. Payot et Rivages. Il décrit le mélancolique comme un sujet qui se montre à nu, sans pudeur, et présente une auto-accusation de grande ampleur, résultat de l'introjection de l'objet perdu qui doit être détruit. L'accusation concerne la mort comme objet incorporé en même temps que l'existence « archaïque » initiale à sa propre mise au monde. Comme si sa présence était en trop dans ce qui existait avant lui, apparaît l'ambivalence de la relation d'amour, conflit qui met en jeu la satisfaction de tendances sadiques contre sa propre personne et explicite la tendance au suicide. Le bipolaire est la différenciation entre névrose et psychose, et non comme aujourd'hui, une description d'alternance thymique entre manie et dépression.

du côté de la nostalgie[85]. La capacité à symboliser la relation d'objet distingue l'objet clinique de la dépression du névrosé qui traite des aléas de la constitution du Moi dans la socialisation symbolique de celui d'une atteinte partielle du Moi dans la « mélancolisation du lien » de la psychose maniaco-dépressive, où l'atteinte du Moi est structurelle. Les deux situations suivantes en rendent compte.

Une femme vient consulter, accompagnée par sa fille. Depuis le décès d'une autre fille de quinze ans dans un accident de la route, elle est soignée « pour les nerfs » : *« ça a explosé, je ne tenais plus debout, j'allais tomber, je pleure pour un rien, je suis angoissée, j'ai mal à la tête, je ne peux plus rien faire. »* La suite de l'entretien fait apparaître une série d'autres deuils : le décès de sa mère et de son père alors qu'elle avait dix-neuf ans (à l'époque, elle a été suivie par une psychologue, mais a oublié son nom) puis le suicide de son premier mari, il y a seize ans. Après son décès, elle a vécu seule pendant deux ans avec quatre enfants, puis s'est remariée et a eu quatre enfants de plus. La dépression actuelle est reliée par elle à une série d'événements : une de ses filles est actuellement « en divorce », son mari actuel est en invalidité avec une prothèse de la hanche, et elle-même soigne un cancer qui a entraîné une hystérectomie totale il y a un an. L'énumération des deuils se réactualise dans sa dépression liée à l'hystérectomie. L'écoute psychothérapique de l'excès de deuils, du divorce de sa fille, du handicap du mari a donc mis en travail le vécu de la « castration » chirurgicale et de ce qui resymbolise une filiation. L'accès à la subjectivation donne sens à sa dépression, la mise en mots lui permettant d'accéder à la filiation symbolique et de réinvestir ses enfants et petits-enfants pour remettre en perspective vivante l'existence d'une filiation.

---

[85] Tout en constatant que la mélancolie littéraire a donné à la nostalgie ces lettres de noblesse.

Une autre femme est hospitalisée pour *« des idées maléfiques »* qu'elle chasse *« mais qui reviennent »* : *« ça me tombe comme ça sur moi d'un seul coup... je peux être très bien aujourd'hui et demain pas bien », « c'est une maladie bizarre, j'arrive à m'y faire de vivre seule. J'ai pris mon rythme. »* Son mari ? *« Il rouspète toujours... il m'envoie promener... il n'est pas méchant, il ne veut pas me dire ce qu'il fait... il dit que je l'agace. »* À la question *« Est-ce de la maladie, ces mauvaises pensées ? »,* elle répond : *« Je ne supporte pas la solitude... je la vis comme une punition. »*

Puis, sans transition elle m'annonce qu'elle est grand-mère depuis hier, sa fille a eu une césarienne : *« elle a un petit bassin comme ça... moi j'étais faite pour avoir des enfants, j'avais un grand bassin... dans le temps je serai morte. »* L'évocation de la mort lui fait associer l'angoisse de la peur *« de tuer mon fils avec un couteau, de tuer mon mari... je me suis mise à avoir peur du couteau, ensuite ça a tourné dans ma tête, je n'ai jamais aimé... ma mère disait : il ne faut pas croiser les couteaux, elle n'a pas voulu me dire pourquoi... je n'oserais jamais en parler à mon mari ».* Elle en a parlé au médecin, mais *« Je n'ai pas pris le nouveau traitement, je n'ai pas arrêté de pleurer, je voulais téléphoner à tous les prêtres... un moulin à prières, j'avais peur de faire du mal. »*

Dans les entretiens suivants, elle reste très angoissée malgré la prise du traitement, par :

> *« [Les] tentations, le démon qui veut que je fasse le mal, ça parle dans ma tête, des pensées mauvaises... mes enfants ne sont pas contents de me voir comme ça, mais je n'arrive pas à sourire... ça vient doucement et ça s'accroche dans mon cerveau... Je perds mes cheveux énormément, fais le lien avec les cachets pour dormir, dans le fond je n'ai pas la tête bien occupée... ma mère est décédée il y a trois ans, il y a quelque chose en moi qui me retient, je n'ai plus de mémoire... une mère peut être dangereuse pour ses enfants,*

parlait de sorcellerie, ça me faisait peur... pousse au crime, Piaf, film où on lui lance du vin. »

Ici, le clivage mélancolique prend la forme d'un délire de fin du monde permanent et obsédant. François Tosquelles[86] a analysé l'exaltation délirante de ce « vécu de fin du monde » par une « scène catastrophique de la libido » et de « reviviscences sado-masochiques » où « le désinvestissement du réel est réinvesti dans le Moi, la réalité humaine devient le Soi ». Le délire mélancolique a nécessité une hospitalisation en psychiatrie, cadre thérapeutique du réinvestissement de la réalité par un travail relationnel et institutionnel de re symbolisation du vivant. Jean Oury, dans la préface de l'ouvrage de Tosquelles, le définit clairement :

> « [Il s'agit] de tendre la main, dans un geste qui n'est pas de prise, mais d'intime connivence, de création de sens, d'entente ; de faire cesser, autant que cela est possible, cette hémorragie d'oubli dans un silence ponctué de cris. Autrement dit, d'indiquer quels sont les fils ténus d'une possibilité de transfert. »

Le non-accès au symbolique de la psychose

« L'hémorragie de la libido » « hémorragie d'oubli » de l'atteinte du Moi mélancolique est « l'introjection interne » du « sujet disparu ». Ce mécanisme se distingue structurellement de l'« incorporation » du réel de la psychose schizophrénique, le Moi déstructuré et morcelé n'accède pas à la symbolisation, l'incorporation de morceaux du réel étant le support de son fantasme « à remplir la béance ». Le délire de persécution reste sans objet réel et les intuitions interprétatives sont « une intrusion qui vient de l'extérieur ». Cette caractéristique structurale de

---

[86] François Tosquelles, *Le vécu de la fin du monde dans la folie, Le témoignage de Gérard de Nerval*, p. 79-85. 2012, Éd. Jérôme Millon

la schizophrénique détermine ce que Gaetano Benedetti[87] a nommé, à la suite d'Eugène Bleuler, « l'existence négative » (sensation de ne pas exister et scission du moi). L'écho de la pensée, le transitivisme (le thérapeute néantisé), la dépersonnalisation (se perdre dans l'autre), la déréalisation (transformation du rapport au monde) et les objets fragmentés en sont les symptômes. « L'objet est vécu comme un pur mécanisme-mécanisation de l'autre » et le manque d'expérience de la similarité fait apparaître des causalités magiques. Le traitement de « l'expérience du patient dans le miroir de l'expérience du soignant » passe par le collectif thérapeutique soignant, qui élabore au fil de ces expériences multiples de chaque patient ses outils institutionnels thérapeutiques. C'est ce cadre qui est à chaque fois à inventer comme institution de soin et qui prend des formes concrètes hors des structures curatives établies.

La pratique clinique de « l'existence négative » et de la « mécanisation de la pensée » se différencie donc des « vécus négatifs » de « désaffiliation sociale[88] » retrouvés chez nombre de sujets en errance. Ici, les vécus de persécution sont des projections sur des objets et des situations où le réel désymbolisé est l'appartenance sociale. L'écoute du clinicien « allant vers » par les tentatives de rencontre dans la durée va alors distinguer le vécu négatif de désaffiliation sociale de l'auto-exclusion de celui de la mélancolisation du lien, et aussi de la discordance et de la froideur affective de la psychose.

Dans le brouillage de la vie normative dans la rue[89] qui produit le retrait et l'évitement relationnel, les signes

---

[87] Gaetano Benedetti, *La mort dans l'âme*. Ed. Ères, 1995.

[88] Robert Castel, *Les Métamorphoses de la question sociale. Une chronique du salariat*. 1999, Gallimard, folio essais.

[89] Il y a effectivement, aujourd'hui, une multiplication de psychotiques errants dans la rue, dans les hébergements d'urgence et de stabilisation. L'enquête SAMENTA du Samu social (sous la direction

d'alerte d'une psychose sont non seulement la désorganisation du campement et de la vêture, mais l'étrangeté du contact, l'impulsivité et le retrait face au danger de l'intrusion. La permanence de passages réguliers institués permet d'établir un début de présence relationnelle pour saisir le morcellement, la diffluence du langage et le délire de persécution dont l'objet est cosmique, de symptômes de la psychose. Dans son approche, l'équipe de soin psychiatrique est souvent mobilisée par d'autres intervenants sociaux et associatifs dont le « prendre soin » (*nursing*) alerte sur l'étrangeté et l'imprévisibilité inquiétante du comportement. La pratique clinique du soignant s'étend avec l'approche du travailleur du social pour saisir l'inscription régressive de la psychose dans le brouillage urbain. Le travail en commun forme les autres intervenants à trouver la « bonne distance » dans l'abord d'une personne trouvée « folle », mais aussi « attachante ». La régularité des passages, toujours annoncés d'une fois à l'autre, institue le réel non menaçant d'une présence d'écoute du monde déstructuré et d'aides matérielles et corporelles concrètes. Le constat est que nombre de ces personnes sont des « patients » en errance en rupture de soins. L'accès ou le retour aux soins doit être pesé, préparé, organisé avec les soignants précédents quand ils existent, sans rompre brutalement « l'équilibre discordant » que le psychotique a construit dans la rue. Ce temps à prendre permet une transition vers une structure de soin, en prenant en compte les limites de l'état corporel et la vulnérabilité aux agressions de la rue. La réalisation du

---

d'Alain Mercuel) en rend compte : ce sont le plus souvent des patients en rupture de soins, soit du fait du clivage psychotique, soit du fait de ruptures de prise en charge. Elles sont multipliées aujourd'hui par les nouvelles gouvernances de l'hospitalisation à flux tendu en psychiatrie.

travail entre tiers est à reconnaître dans l'accès au travail thérapeutique.

L'éclairage clinique de cette expérience a stimulé, en retour, une autre lecture des difficultés à saisir « ce qui se passe » par les familles et les proches des patients. La solitude de l'entourage face à l'incompréhensible angoissant des symptômes est souvent ignorée dans le travail soignant, voire d'emblée « disqualifié » en « entourage pathologique ». Le travail clinique d'accueil est donc l'écoute et la mise en mots de ce qui se passe comme premier « apaisement » de l'angoisse vécue par la famille ou le tiers social, quand ils sont présents, ce qui n'est pas le cas des deux situations cliniques suivantes.

Le « voleur volant » est un homme jeune, d'origine antillaise, rencontré dans un groupe de parole associatif de « sans-abri ». Il demande d'emblée à l'infirmière présente d'être reçu seul. À cette première écoute où apparaît la dégradation de sa situation sociale, l'incohérence de son discours et de ses vécus de persécution, elle lui propose de venir au centre d'accueil et de crise. Il va cependant mettre plusieurs mois à donner suite et se présente au centre d'accueil et de crise en demandant à voir l'infirmière et le médecin dont elle a cité le nom, tout en récusant tout autre soignant. Un rendez-vous est pris de façon informelle, sans jour ni un horaire précis. C'est donc à l'improviste qu'il arrive dans ma consultation, espace où restant debout il met en scène sa galère sur un air de rap. Il n'y a pas de dialogue possible, m'appelle « mec » et les flics « l'ennemi ». La scène se reproduit trois fois, à des jours différents prévus où il est présent, jusqu'à ce qu'il nomme un oncle en rappant. Quand je relève « oncle », il s'arrête et dit *« je l'aime bien, mais il est homosexuel »*, puis s'assoit et me regarde : *« Est-ce que tu comprends ? »* Une parole adressée vient de se produire et institue un début d'échange relationnel. Au suivant, il affirme : *« Je veux bien faire ce que tu me demandes [se soigner], mais il ne faut pas me lâcher, sinon je me retrouve en dessous de zéro. »* Ce lien thérapeutique va durer plusieurs années, avec des phases d'entretiens formels et d'autres occasionnées par des rencontres fortuites dans la rue, moments où il me parle de ce qui se passe, et de son histoire, incorporé à son monde.

Son histoire est marquée par sa naissance sur le lieu du viol de sa mère par un militaire, qu'il nomme *« le kilomètre deux cent [de sang ?] »*. Depuis, *« le diable me traite de bâtard à travers les murs »*, vécu délirant qui l'empêche de rester dans un logement. Il est élevé par la grand-mère maternelle à la Martinique, la mère, aide-soignante en France, vient le chercher à l'âge de six ans. Ce moment du retour près de la mère le scolarise, ce qui restera peu précisé dans tout le suivi, car recouvert par l'arrivée d'un nouvel homme dans la vie de la mère. Il fugue alors à l'âge de quatorze ans sans que l'on en sache plus, si ce n'est qu'il deale de la *beuh* (herbe africaine), dont il annonce régulièrement l'abandon : *« ça ruine ma santé »*. Après une absence de plusieurs semaines, il m'explique être allé en prison à la suite de vols et se déclare *« voleur volant »,* belle métaphore de son rapport psychotique aux objets, qui est sa spécialité de pénétrer dans des appartements en montant par les gouttières. Progressivement, il accepte de prendre un traitement qu'il négocie âprement en fonction de ses ressentis. Les tentatives d'hébergement vont échouer jusqu'à ce qu'il parvienne à en « habiter » un dans un cadre associatif. L'apaisement des vécus psychotiques par la présence relationnelle du thérapeute et un traitement neuroleptique peu suivi va aboutir à un lieu à habiter. Le lien psychothérapique est ce lien vivant (« re-père » ?) peu éclairant du rapport à la mère (l'institution ?), dont l'éloignement avec elle n'est pas rupture – car il la voit épisodiquement, mais évite toute question à ce sujet. Ce lien évanescent interroge également son déplacement d'objet sur l'addiction à la drogue.

Le vécu psychotique de cette vie en marge avec des épisodes délirants relève du « transitivisme », mais aussi d'une incorporation du thérapeute dans son monde interne. Si « l'existence négative » s'inscrit dans le réel de la rue, un « non-lieu » où habiter en errance, elle est d'abord le vécu désymbolisé où exister est incorporer le réel. Il se perd dans l'autre et dans les objets, passe « à travers les murs » en prison. La pensée fonctionne en écho (le « rap ») dès le départ sans que puisse être évoqué un « automatisme mental ». L'incorporation du thérapeute évolue avec un début d'identification de sa place, identification qui associe la socialité marginale et l'étayage d'un travail thérapeutique dans le cadre de sa continuité. Ce cadre est progressivement investi comme un échange de langage symbolisé relationnel, mais reste transgressif aux critères institutionnels d'accès à l'institution thérapeutique et aux heures de consultation régulières.

En tant que thérapeute reconnu, je n'ai donc pas proposé une hospitalisation et le suivi thérapeutique de la prescription de médicaments s'est élaboré en fonction de « ce qui se passe » au quotidien ; un cadre et son hors cadre, un formel et son informel dans l'errance. La rencontre se construit à partir de ce bricolage clinique d'opportunités humaines difficilement programmables. À mes interrogations sur son histoire, il répond au début par le déni de l'identité du créole parlé par la grand-mère maternelle et la mère, évitement qui rend compte d'une « langue disparue », tout en déplaçant le fusionnel dans le réel de l'addiction et de son commerce. Tentatives imaginaires d'habiter la fusion maternelle ? L'échange reste diffluent, mais l'adresse au thérapeute permet une analyse avec lui de vécus de ce qui se passe. Dans le cadre de ce travail, je suis resté en contact avec lui par le téléphone lors d'un séjour en prison qui ne s'est pas reproduit par la suite. Cet écart du fusionnel a été sa capacité d'habiter symboliquement un appartement associatif, après des années d'échec. Le rencontrant dans la rue après ma retraite, il prend acte de la fin de cette relation par ce : *« Merci toubib, tu as du bol, tu as réussi ta vie ! Tu as pu être en retraite ! »*.

L'accès à une projection qui symbolise la singularité de la psychose est ici celui d'une langue disparue et du déplacement du lien maternel dans l'addiction qui laisse irreprésentable celle d'une acculturation dans une famille migrante en crise.

Elle se retrouve chez un jeune homme qui ne comprend pas son hospitalisation en placement d'office : *« Il y a quelqu'un qui fait cela... tout est possible... », « C'est normal j'ai tourné en rond... on avait changé la direction des panneaux... quand j'étais jeune en Algérie avec ma mère [décédée quand il avait cinq ans], mon père est revenu me chercher. »*

> *« Je trouve que ça fonctionne par télépathie... je ne suis pas fou... quelqu'un qui travaille [montre sa tête]... peut vous changer le sens de l'orientation... quand j'étais jeune, j'avais mal au crâne, j'avais une barre... ma femme, je n'ai pas eu de nouvelles... au téléphone j'ai eu le copain de ma femme... il m'a dit que mon fils est hospitalisé, car il a fait une chute, il me semble avoir fait une chute étant petit... à un café arabe j'ai bu trois bières, je n'ai pas payé, ils m'ont pris mon blouson, il y avait ma carte de séjour dedans, avec mon livret de famille... avant je tremblais beaucoup plus... quand j'ai passé ma licence de soudure... j'ai eu mon CAP de FPA... après un perfectionnement [il y a quatre ans]... quand vous avez quelque chose au cerveau, les autres pensent que vous parlez tout seul, ce n'est pas cela, on dirait que l'on lit dans votre cerveau, tout ce que vous faites, comment vous agissez, comme dans la magie... trois mois après la naissance de mon fils j'ai entendu des voix en arabe, elles me disaient de tuer le petit, mais je ne l'ai pas fait, soi-disant qu'il n'était pas de moi, moi je ne crois pas*

cela... j'avais frappé ma femme, je ne l'aurais pas tuée, je n'arrivais pas à dormir. »

Il supporte mal l'enfermement et veut prendre contact avec le consulat pour refaire ses papiers, puis il reparle d'un séjour en prison pour le vol d'un vélo (trois mois), avec ensuite des placements dans des institutions sociales et enfin une formation professionnelle de soudeur. Son demi-frère a eu des problèmes psy, mais *« moi ce n'est pas pareil, ce sont les esprits qu'on m'envoie pour m'espionner »*. Il s'inquiète du négatoscope dans le bureau médical. Le père qui vient le visiter n'est pas reconnu comme une figure fiable, une image de passage, dénuement qui passe littéralement dans le réel quand il s'est promené nu dans son logement après la mort de la mère. Il ne peut retrouver le lien avec elle que par des procédés magiques : la télépathie, l'hallucination, l'identification à une chute de son fils qui réveille un vague souvenir de lui-même. Son identité est aléatoire comme sa filiation.

Le suivi et le traitement de la diffluence et de la désorganisation de la pensée vont stabiliser la symptomatologie délirante, mais sans reprise réelle d'une activité sociale. Ici, saisir la tentative de pallier « l'affaissement narcissique » de la psychose, son moment de passage de l'adolescence au monde adulte dans un entre-deux culturel in-symbolisable qui met en scène le conflit interne destructeur du lien originel.

Névroses actuelles et normes symboliques

Le rattachement des psychoses comme structure défaillante interroge la notion de névrose actuelle, car elles rendent compte de l'impasse de la névrotisation par le réel anéantissement du sujet dans la mélancolie et du non-acquis de la symbolisation structurelle du sujet dans la psychose schizophrénique. Qu'apporte l'outil psychanalytique pour penser le soin psychique ? Le non-accès au transfert de la cure psychanalytique est relevé par J.-B. Pontalis, tout en soulignant que la psychanalyse reste en psychiatrie un outil pour penser l'élaboration d'un relationnel d'accès à un Moi dans le réel déstructuré. Ceci se vérifie dans la mélancolie par l'approche de l'atteinte du Moi par la pulsion de mort. Cela suppose d'autres approches relationnelles et institutionnelles structurante d'un Moi dans la psychose. Le paradoxe à traiter est la place du « ça » biologique et des conditions personnelles et parentales qui n'ont pas permis la formation du sujet symbolique qui détermine le lien social. La critique de la notion de « ça » et de « symbolisation » a produit de nouvelles pratiques cliniques et connaissances. Ainsi Georg Groddeck[90] aborde le sensitif dans *Le Livre du « ça »*, par une « indétermination » du symbole, une inconnue, une fiction de la réalité du langage qui « est aussi humainement inéluctable que le destin du symbole » :

> « Quand il s'agit de lui [le ça], tous les mots et toutes les notions deviennent flottants, indécis, parce qu'il est dans sa nature d'introduire dans chaque dénomination, dans chaque acte, une série de symboles et qu'il y rattache, y associe des idées d'un autre ordre, en sorte que ce qui semble tout simple pour la raison est, pour le "ça" très compliqué. Pour le "ça", il n'existe pas de notions délimitées en soi, car il se travaille avec des ordres de notions, avec des complexes qui se produisent par la voie de l'obsession de symbolisation et d'associations. »

> « Les symboles [...] existent, ils font partie du bien inaliénable de l'homme ; on peut même dire que toute pensée et action consciente est une suite inévitable de la symbolisation inconsciente, que l'être humain est vécu par le symbole. »

---

[90] Groddeck, *Le Livre du ça*, p. 86-87.

Wilfred Bion[91] nomme « objet bizarre » cette indétermination du symbole et du « ça » dans la cure psychanalytique, où l'apparition d'hallucinations cénesthésiques comme matérialisation sensible d'une accumulation croissante d'émotions non traitées et de résidus de mentalisation fait obstacle à la genèse du penser. L'objet bizarre, « concept vide » de la psychanalyse, est repris par A. Green[92] qui parle de la « démentalisation » liée à la déliaison de la pulsion de mort qui s'oppose au travail de deuil. Le dépasser sort de la mémoire et de l'après-coup de la perte de l'objet (absence de la mère) de l'économie psychique freudienne, car son traitement réintroduit l'apport de S. Ferenczi sur les vécus relationnels thérapeute-patient. Il n'y a pas de sujet sans participation d'un autre pour accéder aux contenus et à ses affects de « rêveries maternelles ». Ces différentes approches critiques du « ça » dans le symbolique de la culture réintroduisent l'analysant dans le transfert et le contre-transfert de l'analyste de la clinique psychanalytique. Ce qui différencie une angoisse avec objet et une angoisse sans représentation psychique (la terreur sans nom) remet en perspective dans la psychose l'identification projective pathologique de Mélanie Klein, du « ça » biologique d'un « vide » à combler dans la schizophrénie face aux mécanismes archaïques d'un Moi autonome non constitué, pour accéder à la fiction de la symbolisation dans le travail relationnel et institutionnel.

L'actualité de ce travail sur le « ça » et la symbolisation est reprise par Slavoj Zizek dans *Malaise dans la société du risque*[93], pour revisiter la dimension anthropologique

---

[91] Wilfried Bion, *Aux sources de l'expérience*. 1962, *op. Cité*, p. 19, note 55.

[92] André Green, « Mentalisation, démentalisation ». *Revue française de psychosomatique*, 2001, n° 19.

[93] Slavoj Zizek, *Plaidoyer en faveur de l'intolérance, Malaise dans la société du risque*. 2004, Climats.

du « déclin du grand Autre » symbolique dans la culture de Jacques Lacan. Le déclin est celui d'un imaginaire social collectif comme expérience de jouissance d'un excès du « je » sur le « nous ». Cependant la notion d'un « déclin civilisationnel » des symboles rencontre son alternative politique et des connaissances anthropologiques de pratiques cliniques créatives et d'une sociologie réflexive, en particulier *La société des individus* de Norbert Elias[94], dont l'apport participe d'un social anthropologique mis en perspective politique par trois écrits évolutifs : les oppositions entre le « je » et « nous » sont à dépasser entre individu et société en 1939, la conscience de soi en 1950 et la généralisation de l'individualisation au détriment du « nous » dans la société actuelle dans les années 1970. N. Elias réintroduit ainsi dans la sociologie un sujet social à repenser en permanence, Robert Castel l'analysant en sujet précarisé d'une société de précariat[95]. L'in-symbolisable du trauma questionne non seulement le clivage du temps social subjectif personnel, mais aussi le clivage collectif du temps social et anthropologique comme temps long de ses effets émotionnels et de subjectivité de la sexualité.

Le sexuel, écoute psychanalytique du pathologique psychiatrique

L'inventivité de la psychanalyse freudienne est la connaissance d'une sexualité infantile polymorphe, refoulée inconsciente dans la formation de « l'appareil psychique » éducatif avec ses répressions dans l'investissement libidinal. Le refoulé fait retour dans le symptôme névrotique, le traitement de la cure reposant sur

---

[94] N. Elias, *La Société des individus*. 1991, *op. cit.*, p. 17, note 54.
[95] R. Castel, *La Métamorphose de la question sociale. Une chronique du salariat.* 1999, éd. Gallimard, folio essais.

le transfert sur le thérapeute à partir de l'écoute de la parole et du langage aux signifiants multiples du patient ou de la patiente. La « névrose de transfert » est « barrée » dans les « névroses actuelles » où l'excès émotionnel est pathologique. Mais qu'en est-il du sexuel dans cet excès, du destin des pulsions sexuelles dans l'introjection de l'objet du deuil et de la perte mélancolique, ainsi que dans le réel déstructuré de la psychose ? L'expérience du psychothérapique en psychiatrie indique que l'objet du traitement des « névroses actuelles » est bien de resymboliser du transfert et de la sexualité, outils psy du traitement de subjectivation de l'expérience vécue de ce qui se passe dans la symbolisation du réel et des désirs sexuels, que ce soit dans le Moi atteint ou dans le Moi non structuré. L'écoute du langage de l'émotionnel mobilise des vécus d'abandons et de deuils antérieurs d'une histoire psychique du sujet, des identifications parentales et sexuelles non ou partiellement symbolisées jusque dans ce qui reste d'une relation fusionnelle à la mère ou à l'absence d'un père structurant. L'analyse du langage de la sexualité pose la question de la pulsion sexuelle biologique présente. J.B.Pontalis souligne dans la dépression – le névrotique avec ses motions inconscientes – la pulsion sexuelle reste présente dans « la part sacrifiée de réalité psychique qui accède à une vie fantasmatique en fabriquant une autre langue avec ses symptômes comme une ressource à l'usage de la construction du monde extérieur et en lui prêtant une signification particulière et un sens symbolique, sans y mettre toujours l'accent convenable ».

Il y a donc appel à son écoute dans la nécessité ressentie d'une pleine articulation avec cet « ordre symbolique[96] ». Ces névrosés de « l'intime » mobilisent des

[96] J. Laplanche et J.-B. Pontalis, *Vocabulaire de la psychanalyse*. Éd. Quadrige, PUF, Paris, 1967. Voir note 79, p. 41.

désirs ambivalents d'objets sexualisés issus du destin de pulsions sexuelles infantiles refoulées dans une histoire de filiation, avec ses identifications parentales, ses rivalités dans les fratries et la culpabilité de ne plus se sentir le premier objet d'amour des parents. Le sexuel du symptôme névrotique est celui, manifeste, de l'hystérie, mais à rechercher dans la « névrose obsessionnelle », et également présent quand se pose la notion « d'états limites » de la psychose[97]. Elle a été l'approche diagnostique avant de l'éliminer du suivi psychothérapique d'une jeune femme qui présente une interrogation sur sa sexualité en échec.

Consultant pour des difficultés relationnelles dans son travail où elle alterne les vécus de surinvestissement et de désinvestissement, elle parle, dès le premier entretien, de l'attachement à un « père travailleur » face à une « mère dépressive » soumise à son mari, puis de la frustration de ne plus avoir eu sa place dans la chambre des parents lors de la naissance de sa sœur : « ma mère m'a mise de côté ». À la proposition d'un suivi psychothérapique, elle réagit en parlant du fantasme de « se jeter dans le vide » qui l'effraie lors de visites au musée du Centre Pompidou, puis associe le « vide » de sa vie sexuelle après l'échec d'une rencontre avec un homme. Le vide de l'exclusion du lit parental s'est déplacé sur le vide de sa sexualité.

Les entretiens qui suivent montrent l'ambivalence des rapports aux parents, distants – tout en maintenant un rapport privilégié avec sa sœur et avec les copines –, associés dans ses rêves au fantasme de les abandonner. L'ambivalence sexuelle se retrouve dans les relations de travail avec « la chef de service » ? Le signifiant de langage interroge le féminin et le masculin. L'ambivalence du désir inaccessible à la jouissance féminine et le fantasme du « vide féminin » à combler évoquent une symp-

---

[97] K. Abraham situe le bipolaire dans cet aller-retour dans la maniacodépression, voir note 68, p. 28.

tomatologie hystérique. Le moment de la thérapie déplace et projette sur le thérapeute le transfert sexuel par un « vous m'avez manqué » au retour d'un voyage de vacances. La parole du vacant du manque projeté sur le thérapeute dépasse l'ambivalence de désir « barré » par une abréaction des affects de séduction d'un « imago » paternel. L'interprétation d'un manque à combler lui fait associer sur l'ambivalence d'un travail qui ne la valorise tout en ne lui convenant pas.

À la suite de ce moment psychothérapique, elle va s'autoriser une revendication auprès de « la chef de service » pour être, elle aussi, reconnue comme une femme compétente avec un salaire conséquent. La revendication de se sentir alors une femme « en roue libre » renvoie au « libre de Roue(n) », ville où vivent les parents, et met en acte la sortie de l'identification à la figure dépressive maternelle. Elle revendique sa propre existence avec et parmi les autres.

À l'opposé, l'état limite entre névrose et psychose se précise chez une femme qui consulte pour des rituels obsessionnels associés à une désorganisation de la pensée et à une menace d'abandon délirante :

> *« Il y a des heurts à la maison, car ce n'est pas ma sœur, c'est la fille d'une dame que j'ai connue [étant hospitalisée] à l'hôpital de la F... ils ne me supportent plus... ce n'est pas mon frère non plus... qu'est-ce que vous voulez, ma mère, elle a fait ce qu'elle peut... c'était ma mère adoptive... mon père est décédé en 1980 à l'hôpital, il ne peut plus rien dire... je n'ai jamais rien su... je veux retrouver ma famille... j'ai eu deux accidents de voiture, ça n'a pas arrangé les choses... au premier une voiture à ma gauche qui m'est rentrée dedans [il y a 16 ans], au deuxième je travaillais à W... je suis maintenant en congé longue durée d'un travail dans l'enseignement à H... il s'est passé quelque chose dans la classe, deux élèves qui se sont battus, la directrice m'a mis en CLD [congé longue durée] »*

Depuis, elle fait *« des rondes la nuit, c'est mon chat qui m'inquiète, ils ne l'aiment pas... »*.

Sa famille ? Elle la représente par une énumération : une sœur aînée, un frère et une belle-sœur, elle vit chez sa sœur (en fait chez sa mère).

> *« Je n'ai pas supporté la mise à la retraite de ma sœur... la nuit je fais des rondes pour tout vérifier : les robinets du gaz, les interrupteurs, les crémones des fenêtres, les trous de serrure... j'appelle l'autre nuit le service du gaz, une autre fois le commissariat... j'ai eu un moment dépressif à la mort de mon père, depuis j'imite ce qu'il faisait, j'ai la même signature, le sentiment d'avoir de la barbe. »*

Une nuit, lors de l'hospitalisation actuelle dans le service de médecine, elle a reproduit des « barricades » derrière la porte, comme chez elle, et n'arrive pas à manger avec les autres, *« il faut se méfier, dans le journal il y a des tests d'orientation, quand je suis arrivée à l'adresse indiquée il n'y avait rien »*.

Par la suite elle va préciser :

> *« J'ai peur de la force de mes mains, j'ai voulu étrangler une statue noire de la mère à ma mère, j'en avais peur dans mon enfance, une noire avec des cheveux ; je ne sais pas ce que c'est... ce n'était pas bien méchant une statue, je sais bien, je n'ai pas beaucoup de mémoire... le rythme de la vie est complètement bouleversé, l'heure d'été, je n'y arrive pas, avant j'aimais bien les étoiles, c'est surtout la lune que je n'aime pas, j'aime bien le soleil. »*

Chez cette patiente, les défenses obsessionnelles sont débordées par les élaborations psychotiques délirantes qui réactualisent des vécus traumatiques anciens et d'une histoire familiale déstructurante, en particulier avec la perte d'un père qui était le support d'une filiation lisible. Depuis, toutes les filiations se brouillent, jusqu'à ne plus être correctement nommées, évoquant une évolution délirante de filiation avec « une statue noire de la mère de ma mère », métonymie de la place de la grand-mère maternelle. Les vécus psychotiques de persécution se substituent à la réalité des choses, dans laquelle l'ordre naturel est bouleversé. L'inquiétude vis-à-vis de la « lune », objet symbolique du féminin, le désir d'être du côté d'un père « soleil » avec sa signature et le sentiment de porter de la barbe sont le symptôme de l'épisode psychotique d'un « état limite » ancien. Le traitement va nécessiter l'hospitalisation en psychiatrie.

La pratique clinique de la « névrose actuelle » laisse donc ouvertes la construction de transferts et l'analyse de motions sexuelles inconscientes. L'aborder dans un cadre thérapeutique relationnel institue un espace et un temps institutionnel du travail psychothérapique sur l'ambivalence du désir barré du sexuel et l'identification sexuelle. L'accès devient accédé à la symbolisation d'un Moi non constitué et sous-jacent dans un état limite entre névrose et psychose.

Identité sexuelle et hétérosexualité de la famille nucléaire

La réflexion précédente sur la place de l'identification sexuelle s'actualise du débat actuel sur le genre et le choix sexuel. La cure psychanalytique freudienne s'est élaborée à partir de la pertinence de la famille nucléaire dont la parentalité père-mère symbolise l'éducation hétérosexuelle normative. La cure analyse dans ce cadre la constitution de « l'appareil psychique » et de l'inconscient, ce que J. Lacan précise comme analyse structurelle du langage de l'inconscient par l'écoute de ses signifiants dans la relation transférentielle. La recherche des sens du signifiant est à saisir dans ses multiples sens inconscients, avec ses résistances, ses lapsus, ses actes manqués et ses *acting-out* dans l'analyse de la subjectivité sexuelle référée à un grand Autre symbolique structurel. La pratique de la cure concerne le névrosé qui accède au transfert dans l'analyse de l'inconscient où le choix sexuel adulte est issu de la répression d'une sexualité infantile polymorphe. Or, dans la société actuelle, le choix sexuel n'est plus référé au seul hétérosexuel des identifications parentales de la famille nucléaire de l'époque de Freud. La structure familiale est largement transformée par les recompositions familiales, les femmes seules avec enfants, les couples homosexuels et transgenres. La référence à la perversion est donc inadéquate et une impasse dans l'approche d'un savoir structurel du destin de pulsions sexualisées et des évolutions sociétales des rapports de domination homme-femme. Dans cette évolution, l'écoute du langage et du sens de ses signifiants inconscients de la cure est-elle seulement structurelle ou évolutive dans le rapport au normatif d'une condition sociale dans la société ? L'espace et la temporalité de la pratique de la cure psychanalytique ou du travail psychothérapique en psychiatrie sont-ils l'objet d'une formation du thérapeute à ces évolutions de la connaissance de la subjectivité sexuelle dans le contre-transfert ? Freud reconnaissait que l'origine biologique de la différence des sexes reste la terre inconnue, que l'on devient homme ou femme par l'éducation, mais aussi que l'éducation et la pratique clinique traitent d'égalité politique des droits humains entre femmes et hommes. La sexualité polymorphe de l'enfant n'entérine pas l'hétérosexualité normative du patriarcat, mais laisse ouvert au choix d'identification sexuel dans sa normalité multiple qui s'étend auxdits « troubles de genre » homosexuel ou transgenre. Cette dimension introduit l'anthropologique de la critique féministe qui indique que l'enfant est un homme ou une femme en devenir comme sujet de droit. La référence à la dimension politique de la pratique clinique ne peut être qu'inventive, et c'est ce point qui est l'objet politique d'un conflit majeur entre les psychanalystes et leurs écoles quant à la structure établie analysée dans le cadre de la cure ou du psychothérapique en psychiatrie.

L'ouvrage de Laurie Laufer[98] l'éclaire à partir de la formule de Freud lors d'une conférence sur la féminité en 1932, « on ne naît pas femme, on le devient[99] ». La subjectivité de la sexualité est la pensée et non le développement libidinal qui reste une fiction. La supposée maturité sexuelle une illusion, car ce qui caractérise la pulsion sexuelle est son immense plasticité et pas l'objet de la pulsion. La sexualité polymorphe infantile multiple freudienne de conduites sexuelles est diverse et infinie, ce qui interroge le conformisme de psychanalyses où l'inconscient du langage se réduit à sa structure dans une pratique codifiée de la cure, en lien avec les fictions normatives arbitraires de l'imaginaire social. L'épistémologie de l'appareil psychique freudien ne peut être que la créativité à le penser dans l'évolution de la société.

La critique féministe, dont elle reprend l'histoire, est elle-même traversée par l'opposition entre la revendication centrale d'une identité féminine en droits qui dénonce la psychanalyse comme archaïque et conservatrice et la tentative créatrice d'analyser la place de la psychanalyse dans les évolutions des conduites sexuelles et de leurs répressions comme objet de la cure. Pour le penser, L. Laufer s'appuie sur le double apport de Michel Foucault, qui reconnaît à Freud le geste essentiel d'être le premier à avoir entrepris d'effacer radicalement le partage du positif et du négatif, du normal et du pathologique, du compréhensible et de l'incommunicable, du signifiant et de l'insignifiant, dès l'ouvrage *Histoire de la folie* où le langage de la folie

---

[98] Laurie Laufer, *Vers une psychanalyse émancipée. Renouer avec la subversion.* 2022, Éd. La Découverte.

[99] Reprise par Simone de Beauvoir.

est un possible dialogue avec la déraison[100]. Le deuxième est l'analyse dans *Histoire de la sexualité*, *La Volonté de savoir* (1976) puis *Aveux de la chair* (1984) du développement du dispositif de sexualité comme archéologie de la psychanalyse, une science de l'aveu-pénitence des pratiques chrétiennes de la confession[101] qui réprime la sexualité « hors norme » comme pathologique qui participe d'un disciplinaire biopolitique de gouvernementalité des corps.

La déconstruction foucaldienne rejoint la création du MLF (Mouvement de libération des femmes) de l'après-Mai 68 comme moment où la revendication de droits – « notre corps nous appartient » – s'ouvre au droit à l'avortement, évolution politique du conflit épistémologique. C'est dans ce contexte que la notion d'égalité de genre (Luce Iriguay, Michelle Montrelay, Sarah Kaufman, Julie Kristeva, Hélène Cixous) est un objet d'inventivité de la psychanalyse qui s'oppose à la LGBTQi+ comme un système hétéronormatif et à l'analyse du transgenre queer comme création d'autres catégories alternatives (Monique Wittig[102]). La reconnaissance du « hors-norme » repolitise la psychanalyse et la confronte à son adaptation aux normes sociales ambiantes.

L. Laufer prend position sur la double approche épistémologique du déplacement de la question du corps et d'abandon du dualisme sexe-genre en citant Foucault : « C'est de l'instance du sexe qu'il faut s'affranchir par un retournement tactique des divers mécanismes de la sexualité dont le discours oppose sexe-désir à corps et plaisirs[103]. » Objet politique de la pensée du soin, le débat concerne le psychothérapique psychiatrique des névroses

[100] Michel Foucault, *Histoire de la folie*.
[101] Michel Foucault, *Histoire de la sexualité, La volonté de savoir* (1976) puis *Aveux de la chair* (1984). Paris, Gallimard
[102] Monique Wittig, *La Pensée straight*. Paris, Balland, 1992.
[103] Laurie Laufer, *op. Cité.,* p. 80.

actuelles dans sa double confrontation à l'omniprésence de la gestion normative de l'économique neurologique du cerveau et du comportemental. Je souligne le constat que malgré la mixité dans les services, le tabou persiste sur les relations sexuelles et leurs violences[104]. F. Gabarron Garcia le reprend à partir d'une autre approche historique des pratiques cliniques politiques de la sexualité créative, celle de l'histoire de luttes de refus du contrôle social et des répressions sexuelles[105]. L'alternative d'écoute et d'éducation sexuelle de la pratique de la psychanalyse commence avec W. Reich dans les années les années 1920, en lien avec l'espoir de la Révolution russe et l'expérience des policliniques de Vienne et Berlin. Soutenue par Freud comme pratique politique révolutionnaire, elle s'oppose à l'émergence d'un nouveau conservatisme psychanalytique de Ernest Jones qui préside l'IPA et refuse la dimension politique au nom de la spécificité de la cure. Le soutien de Freud à la mise en valeur de la créativité de cette psychanalyse anthropologique dans *L'Avenir d'une illusion* va cependant céder au pessimisme de *Malaise dans la civilisation* de 1930 avec la montée du nazisme. F. Gabarron Garcia rattache légitimement ce mouvement des policliniques à la clinique institutionnelle de La Borde avec Jean Oury, ainsi qu'à la transversalité de Guattari et Deleuze comme pratique vivante d'une autre psychanalyse et d'une psychiatrie humaine. La créativité de pratiques sexuelles nouvelles intègre le genre (outil d'analyse des rapports de sexe), la sexualité (dispositif de discours) et les sexualités (pratiques et inventions de plaisirs[106]).

---

[104] Jean-Pierre Martin, *Le Sexuel, tabou institutionnel.* 2021, revue V.S.T. n° 150.
[105] Florent Gabarron Garcia, *Histoire populaire de la psychanalyse.* 2022 ; La Fabrique Éditions.
[106] Laurie Laufer, *op. Cité.*, p. 7.

Les addictions, déplacement de l'objet sexuel

Dans l'approche des conduites sexuelles, la clinique des addictions interroge le mécanisme de déplacement de l'objet sexuel sur une conduite de jouissance immédiate compulsive à un produit (usage d'alcool et de toxiques, médicaments psychotropes), de jeux compulsifs et de conduites alimentaires (anorexies, boulimies).

Objet de multiples programmes médicaux, de santé publique et de santé mentale, et aujourd'hui d'une médecine légale d'expertise de la perte du discernement de l'acte avec la prise de toxiques, les addictions demeurent peu traitées dans le soin psychiatrique. S'agit-il d'un objet clinique à traiter en psychiatrie comme névrose actuelle ? L'expérience « d'aller vers » les situations d'errance a montré leur ampleur comme « anesthésiants » psychiques et de vécus somatiques douloureux. L'échappatoire dans le toxique indique-t-elle un attachement précoce à des satisfactions infantiles, des fixations à des objets partiels (fétichisation) chez l'adulte en errance de lien social ? La répétition de la conduite d'addiction apparaît comme un mode d'être, un signe identitaire d'appartenance au monde des exclus, ce qui n'annule pas son approche d'attachement primordial de l'enfance dans un objet singulier que tous portent comme un lien ancien perdu. Son approche passe par une mise à l'abri, moment qui peut accéder à un accès aux soins et à une parole de l'histoire personnelle, avec ses identifications parentales, souvent un père ou une mère eux-mêmes consommateurs de produits, mais aussi d'itinéraires de séparations et de pertes. Chez les jeunes adolescents, l'addiction est l'expression de l'ambivalence d'une identité en crise qui se déplace vers une autre scène transgressive de jouissance immédiate du corps visible. Le passage à l'acte se différencie de vécus psychotiques tout en pouvant les révéler. L'approche thérapeutique nécessite une position « d'écoute fiable » (Olivier Douville) de l'adulte soignant. Dans l'addiction, la première consultation se réduit le plus souvent à la seule demande de produits qui alimente la jouissance immédiate. L'écoute de ce « manque à combler » se réalise avec un réseau de tiers qui traite de programmes de substitution (méthadone) tout en maintenant une continuité d'écoute psychologique. L'hospitalisation psychiatrique est rarement acceptée, mais aussi peu proposée par les soignants qui l'abordent comme une « perversion » négative difficile à traiter. Cependant, la fréquence des addictions dans la vie quotidienne reste une difficulté majeure de sortie de cette position[107] qui nécessite un réel travail clinique relationnel à partir d'une écoute fiable. Comment le penser à partir du seul sevrage quand l'hospitalisation a lieu ? La réduction du traitement au sevrage suppose de ne pas méconnaître la douleur et les traitements antalgiques. Son absence fait que les insomnies, les angoisses, les excitations, les troubles digestifs et neurovégétatifs, les douleurs musculaires, osseuses, viscérales tendent à être traités par des psychotropes et des antalgiques mineurs, dans l'oubli de traitements de substitution et d'antalgiques majeurs comme les morphiniques. Cet état des lieux indique que la toxicomanie n'a pas bonne presse dans nombre de services, car il s'agit de patients dont le symptôme est évident, mais difficile à traiter dans ses mécanismes psychiques et cause de désordres et d'échanges illicites. Le soin se réduit donc au seul apprentissage d'une abstinence et de ses contrôles. De ce fait, les recommandations de la circulaire de 2002[108] restent peu appliquées et n'entraînent pas de réflexion sur les systèmes d'évaluation de la douleur qui ignorent la subjectivité relationnelle. La

[107] Il est ainsi fréquent que ces personnes rejoignent la journée leurs compagnons d'errance, alors même qu'elles ont un hébergement, ou tendent à les reproduire dans les institutions d'accueil.
[108] Circulaire DGS/DHOS, n° 2002-57, du 30 janvier 2002.

nécessité d'un travail « en commun » avec la médecine générale se fait donc jour, mais reste largement à instituer dans beaucoup d'établissements psychiatriques. Quand un service de médecine existe, il montre la limite de ce partage des tâches, chacun campant dans une spécificité qui ne permet pas toujours une élaboration relationnelle avec le patient.

La conséquence de l'impensé du traitement psychologique de la toxicomanie est double : son rapport à une histoire séculaire de représentations d'une douleur-rédemption des civilisations judéo-chrétiennes qui méconnaît les représentations d'autres cultures et la priorité donnée à « l'abstinence » qui limite l'utilisation des antalgiques avec la crainte de l'accoutumance à ces produits. Le paradoxe de cet impensé en psychiatrie est que cette crainte de l'accoutumance ne concerne qu'à la marge les effets des traitements psychotropes et de leurs effets iatrogènes, en particulier par les actes de contention médicamenteuse. Le recours immédiat à la médication pour les toxicomanes et les anorexiques est donc le double enfermement dans la douleur somatique et dans un protocole d'isolement, dit de soins intensifs. Cet état des lieux interroge l'état des connaissances médicales actuelles du traitement de la douleur et le clivage institutionnel entre une médecine somatique dépositaire de la recherche de ses causes et de sa cure, et la psychiatrie dont les soins psychiques traitent la souffrance de vécus subjectifs. Ce clivage masque les rapports entre les notions de douleur et de souffrance subjective chez le sujet humain, et l'objective dans ce clivage. Dans le traitement « faire cesser la douleur » et « ce qui ne va pas dans la tête » deviennent la méconnaissance d'un « corps parlant » du sujet. Le toxicomane reçoit des soins, mais ne se soigne pas. La douleur-souffrance n'étant pas entendue, elle tend à se reproduire, à perdurer, à devenir « chronique » comme le montrent nombre de migraines et de lombalgies.

Ce questionnement rejoint en réalité tous les symptômes de névrose actuelle, car au pire comme le dit J.-B. Pontalis, cela l'amène à préférer vivre avec sa douleur et sa souffrance plutôt que d'en être guéri.

L'alternative thérapeutique du traitement de l'addiction reste donc le plus souvent les services spécialisés ou des associations dont l'approche est fondée sur la réduction des risques avec des produits de substitution (pour l'héroïne et les morphiniques). L'expérience montre clairement que ces jeunes ou moins jeunes sont plus sensibles à une démarche de protection non répressive, car souvent conscients du risque de sida et d'hépatites, dont ils sont informés par les réseaux internet ou médiatiques. Dans ce cadre de médications de substitution s'ouvrent une relation et l'accès à une parole qui se substitue au seul interdit. L'échange déplace la dépendance sur l'intervenant thérapeute comme support « fiable » vers une identification adulte de sortie du symptôme de dépendance.

Le trauma, indicible individuel et rupture du lien social

Dans la précarité du lien social, le trauma individuel et collectif est devenu dans les sociétés actuelles le marqueur social et politique de pratiques cliniques et d'institution du social. Le trauma de l'accident est le choc émotionnel qui produit l'amnésie du moment traumatique reste un trou psychique indicible. Le thérapeute, en tentant de subjectiver un « ré-habiter » le vécu de l'avant et de l'après, mobilise le rapport au silence et à l'oubli de la personne. L'exemple d'une femme hospitalisée à l'hôpital général pour une fracture de la colonne vertébrale occasionnée par une chute dans un escalier au moment où elle faisait des courses pour une personne âgée, dit en consultation psy : *« J'ai été sauvée par les sacs que je portais en tenant la rampe »*, puis... *« je n'ai plus de moelle épinière... je n'ai pu venir à l'hôpital, car je n'avais pas le bras assez long... j'ai 49 ans, l'âge de la ménopause... »* Le choc associe le deuil *« Je suis toute grise de chagrin... d'avoir perdu mon papa et ma maman en 1935, et on m'avait habillée en noir, on était en été. »* La question qui l'inquiète aujourd'hui ? *« On ne voit plus la cicatrice... une poche de colostomie en janvier... qu'une vraie infirmière doit percer pour évacuer »*, mais elle ne peut le faire *« car c'est un nouveau modèle »*. Son entourage ? *« Une fois mon cœur il bat vite, des fois il bat doucement... je ne peux plus rien faire, on m'a mis à la porte comme une malpropre... je garde tout mon chagrin pour moi toute seule.* » L'amnésie de l'événement traumatique est clairement décrite avec l'indicible du « trou » de la chute. Son dernier souvenir de porter ses sacs et tenir la rampe, gestes de protection ultime, puis du traitement de la fracture qui en résulte, laissent place à son après d'un sentiment de préjudice et de perte qui réunit les atteintes destructrices de son corps et de son statut social : « ne pas avoir le bras assez long » ni « avoir une "vraie" infirmière » indique une confiance fragilisée dans l'acte de soin. L'irreprésentable du trou traumatique impossible à combler tente de relier un avant et un après. La tentative de continuité psychique dans sa plainte est d'être seule et déprimée et de ne pouvoir partager ses vécus, associés à la remémoration de la mort de ses parents et aux « habits noirs dans l'été ». La présence du thérapeute, lieu et temps d'écoute de cette parole qui pour la première fois lui donne la possibilité de parler des émotions du passé et du présent à quelqu'un, va apaiser l'indicible émotionnel du trauma.

Une autre femme, 53 ans, est hospitalisée pour les suites d'un accident de voiture il y a deux ans. Désorientée dans le temps, elle confond le passé et le présent : « *Ce matin j'ai été à la messe, puis au cimetière sur la tombe de mon mari... malaise, mon cœur partait* » puis « *Je devais me rappeler la date d'un accident d'auto, j'ai fait jouer mes enfants pour retrouver la date de naissance de la plus jeune de ses quatre filles... tout était confus dans ma tête.* » Le récit de l'accident est « *Je n'ai pas vu la voiture qui venait en sens inverse... dans le coma j'avais des troubles dans ma tête et mal dans les reins.* » Ce qui la rend confuse aujourd'hui ? « *C'est la première fois que je suis comme ça, je savais dire ABCO, AEIO, ABCD, je ne savais pas prononcer le O, je ne connaissais plus mon alphabet... avec mes quatre doigts rattraper mon accident d'auto.* »

Le lundi précédant son hospitalisation actuelle, elle est partie en vacances en caravane près de Chartres, puis a eu *« une dépression... »* :

> *« Dans la cabane, j'allais je revenais, je faisais des prières, mes enfants disaient que je devenais folle... cauchemar, quelque chose dans la cabane, on aurait dit que quelqu'un était là dans le noir... j'ai voulu allumer la lampe, je n'ai pas su... mon fils a allumé. Au lever du jour, j'ai parti voir me confesser, puis revenue à la maison... j'ai acheté le journal de Coluche le clown au cœur tendre... dans la nuit cauchemars, j'avais peur, j'ai revu la mort de ma sœur, la fin de mon mari... j'étais perdue le lendemain... il y avait le livre* Les oiseaux se cachent pour mourir, *ça m'a troublée, j'ai voulu rentrer chez moi, j'ai téléphoné à ma fille... par moments j'entendais, par moments je n'entendais pas... il était quatre heures, je n'ai entendu que deux coups... puis a fait des courses dans un magasin... »*

Cet épisode confusionnel survient deux ans après l'événement traumatique dont elle ne se souvient que des circonstances qui l'ont précédé. Il demeure dans sa suite *« je faisais souvent des cauchemars avec un monsieur avec des voitures rouges... ça me troublait ».* Le traitement médicamenteux à l'hôpital général laisse une confusion qui tente de combler le « trou » émotionnel de l'accident. L'écoute relationnelle du psychothérapeute introduit le temps et lieu d'une présence qui lui permet d'associer la remémoration d'événements douloureux de deuils et de pertes du passé (la vente de sa maison trois ans avant le décès du mari, puis l'abandon de son commerce, et la ménopause) viennent la sortir de la confusion du « vide » sans le combler, mais elle va retrouver progressivement une reprise d'activité quotidienne.

Les deux patientes accèdent avec le thérapeute à une parole qui resymbolise le vivant de ce qui s'est passé, de l'avant et de l'après face à l'énigmatique « vide psychique » qui répète le clivage de la partie morte du moi avec la réalité vécue. Claude Barrois[109] décrit ce clivage dans le trauma des « névroses de guerre », comme une intrusion persécutrice permanente, « un moment d'annonce au sujet qu'il n'est rien, d'un trou où se dissout toute originalité. Il y a au moment inaugural un dévoilement dans lequel la réalité de la mort devient le réel du sujet et rien d'autre que cela. » De ce fait, l'écoute de ces patients devient la confrontation au rapport du temps particulier de la « brisure de l'écoulement du temps » créée par l'événement traumatique qui fait rupture dans l'historicité individuelle. Ce temps de la « brisure » est le plus souvent différé et réactualisé par un nouvel événement traumatique. La perlaboration[110] psychothérapique de l'apport freudien[111] sur la « névrose traumatique » ne se réduit pas ici au temps de latence du retour d'un refoulé infantile, mais de « l'incommunicable du traumatisme, le temps de la cure se trouvant mis en défaut. Ceci explique que, très souvent, la cure produit une aggravation même de l'effet traumatique, car le patient se trouve confronté à la frustration de l'attente d'un effet soignant qui n'est pas venu ».

Les deux observations de néantisation de l'accident restent individuelles, mais avec le trauma de guerre la néantisation prend une dimension collective de la mort omniprésente pour toutes et tous. Le vécu mortifère de

---

[109] Claude Barrois, *Les Névroses traumatiques*. Éd. Dunod, Paris, 1998.

[110] Le terme de « perlaboration » est la traduction du terme allemand *« durcharbeitung »* de Laplanche et Pontalis qui signifie élaborer, travailler avec soin dans le transfert psychanalytique le symptôme névrotique.

[111] Je reprendrai dans un chapitre suivant l'analyse du terme de « névrose traumatique », initialement « névroses de guerre », étudié par Freud dans sa proximité avec les névroses narcissiques, ce qui les a dégagées de la neurasthénie, de la suggestion hystérique et de la notion de prédisposition.

l'événement traumatique est individuel et commun dans un contexte social de précarisation de la condition humaine. Son actualité récente se retrouve dans les catastrophes écologiques, l'acte terroriste et la pandémie actuelle du SRAS-CoV-2, où le trauma collectif qui concerne l'écosystème de la planète produit un vécu de catastrophe d'appartenance à l'humanité, que ce soit dans la recherche d'un lieu où survivre en tant que réfugié ou confiné à un exil chez soi par nécessité épidémique. La répétition traumatique de l'acte terroriste ou des vagues virales de variants portant atteinte au lien social par la néantisation du sujet et du social. L'écoute thérapeutique de ce trauma est celle d'une « anormalité sociale » qui produit ou alimente des symptômes pathologiques corporels et psychiques. Elle nécessite, comme dans l'approche de personnes à la rue, de penser une action collective de réseau de mise à l'abri et de soins corporels, une pratique clinique relationnelle vivante qui dépasse ensemble l'indicible du trauma comme transition. Cette transition permet de prendre les tentatives de réponses cliniques et institutionnelles et des bords entre vulnérabilité psychique et précarisation sociale que j'ai abordés dans *La Rue des précaires*[112].

Le trauma social, crise anthropologique de l'humain

L'actualité du clivage mortifère d'un réel traumatique individuel du temps social commun par un événement brutal extérieur est une crise majeure anthropologique[113]. L'expérience récente d'une série d'actes terroristes a mis « l'effroi » à notre porte et bouleversé notre lien social

[112] Jean-Pierre Martin, *La Rue des précaires*. 2011, Éd. Ères

[113] Je laisse de côté la guerre actuelle en Ukraine, dont la tragédie peut prendre la forme de l'anéantissement nucléaire, sans oublier la multiplication des guerres locales, qui posent une approche à écrire.

quotidien. L'épidémie actuelle de Covid-19 a étendu cet « effroi » de « fin du monde » à l'écosystème écologique de l'ensemble de la planète. Si la « négation humaine » de l'acte terroriste stupéfie l'individu et le social du lieu de l'attentat, dans la pandémie c'est un inanimé viral inconnu des scientifiques, le SRAS-CoV-2, qui renvoie à la certitude d'une zoonose et de sa transmission humaine. L'angoisse de mort durable et partagée d'être « contaminé » par l'autre à chaque vague virale des « variants » qui se succèdent est sa permanence durable. L'écoute du clinicien le confronte avec les patient.es à ce clivage mortifère qui le concerne physiquement et psychiquement dans les mesures de protection à prendre. Le vécu d'être ensemble, avec le patient masqué et la distanciation sociale, limite l'échange et atteint le lien thérapeutique comme lien social.

L'acte terroriste tue une cible symbolique

L'acte terroriste a pour cible un individu ou une population globale. Moment de rupture du temps social immédiat, la sidération émotionnelle est in-symbolisable, mais la crainte de sa répétition reste durable. Resymboliser ce qui s'est passé pour « oublier ou ne pas oublier » est donc plus qu'un travail psychique individuel, car son inhumanité nécessite une action collective humaine pour le symboliser ensemble. Ainsi, en janvier 2015, l'assassinat de douze personnes et de caricaturistes connus du comité de rédaction de *Charlie Hebdo*, dans les 24 heures suivantes du meurtre d'une policière à Montrouge, puis de cinq clients juifs d'un magasin cachère à la porte de Vincennes, a mobilisé une identification collective à « Nous sommes Charlie ». La réaction émotionnelle collective face à cette répétition sur un temps court a trouvé son exutoire immédiat en manifestant en commun contre le djihad d'un islamisme radical dont se réclament les tueurs – deux frères, à Charlie Hebdo et leurs acolytes pour les suivants – à la suite de la publication de caricatures du prophète Mahomet. La nomination de l'acte : « folie meurtrière », est loin d'être neutre tant sa médiatisation l'associe, dans une information en continu, à la mise en scène d'une « chasse à l'homme » des « terroristes ». Son flot d'images dramatiques en direct d'une « dangerosité » de la folie, là où il est clair qu'il s'agit d'une action religieuse politique, réactualise les vieilles peurs de « l'étranger » associées à l'étrangeté de la folie comme menace interne à un social identitaire. Catharsis collective immédiate, elle a rassemblé quatre millions de manifestants pour la défense de la liberté d'expression le dimanche 11 janvier. La tentative de subjectivation du clivage du temps social commun laisse cependant désymbolisé le clivage interne du trauma de chaque personne victime ou spectatrice des attentats. Les interviews de deux survivants à la tuerie de *Charlie Hebdo* en témoignent. La première se souvient de ce drôle de bruit à l'extérieur de la pièce suivi de l'irruption des deux tueurs dans la pièce, avec ce cri : « où est Charb » avant d'ouvrir le feu. Avec d'autres personnes présentes, elle se jette à terre et se réfugie derrière un muret, gardant en perspective les jambes d'un journaliste ami sur le sol. Elle se souvient qu'un des tireurs la voit et s'approche, avec « son regard doux » quand il lui dit qu'il ne lui fera aucun mal, car elle est une femme, puis clame la foi religieuse de son acte tout en criant à l'autre tireur : « pas les femmes[114] ». Le deuxième, Philippe Lançon, grièvement blessé, dit « avoir fait le mort » avant d'être transporté à l'hôpital. Il ressent depuis un vide impossible à combler, impossible à parler et à penser. C'est « comme un trou ». La peur que les tueurs viennent « l'achever » continue à

[114] Ils ont tué la seule femme… juive présente.

l'hôpital. La lecture de son livre, *Le Lambeau*[115], rend compte de l'irruption des tueurs, du bruit des tirs et à chaque fois d'un « Allah Akbar ». Il ne sent pas ses blessures, pense « faire le mort », voit « les jambes noires » d'un des tueurs qui s'approche, puis s'éloigne, et entend ce « silence » des tueurs partis. La trace qui reste des autres morts ou blessés est la vision de Ali le crâne éclaté devant son œil gauche qu'il ouvre et ferme, sans en mesurer d'autre sens que celui d'être encore vivant, objectivé par une amie journaliste qui vient près de lui et pleure. Son esprit est traversé par des images d'un avant sans rapport avec la situation, puis par la vision, sur son portable, du réel de la blessure grave au bas de son visage « défiguré ». À la quatrième page de couverture de son livre, il décrit la présence de la journaliste qui l'approche : « Je me souviens qu'elle fut la première personne vivante, intacte, que j'ai vu apparaître, la première qui m'ait fait sentir à quel point ceux qui approchaient de moi, désormais, venaient d'une autre planète, la planète de la vie continue. » Penser est revivre dans un monde clivé du précédent, l'échange avec l'autre est celui de deux mondes qui tentent de vivre cet après, une rupture entre celui d'avant qui est mort et celui de l'après ressenti comme un vide. Le récit de sa reconstruction physique et psychique est le temps des interventions chirurgicales de reconstruction du visage, où commence la place affective et symbolique de la chirurgienne dans sa réalisation et la rééducation. Sa présence, dès le premier temps technique, de réparatrice possible, est son être-là relationnel dans la durée qui resymbolise une histoire commune avec le patient et ses affects. Sa présence permet de réhabiter le vide de ce nouveau monde. Le récit de Philippe Lançon de ce travail psychique d'un « réhabiter » relationnel mobilise son propre imaginaire

---

115 Philippe Lançon, *Le Lambeau*, Paris, 2018, éd. Gallimard, collection Folio.

culturel, tout en restant dans l'impossible oubli d'être un survivant dans son réel quotidien.

Le 13 novembre 2015, un autre groupe qui se réclame du djihad mitraille et tue 130 personnes à un concert au Bataclan. La revendication des tueurs d'établir un État islamiste imaginaire sur un monde de « mécréants » vise ici l'humanité dans son ensemble. Par l'indistinction des victimes, ce sont des habitants en situation de convivialité sur des terrasses de café et des spectateurs d'un concert qui sont tués. Le partage immédiat de l'effroi d'être « victime » est diffusé par les réseaux sociaux des médias locaux et mondialisés. La mise en crise identitaire de la société, comme l'attentat du 11 septembre 2002 des Twin Towers à New York, est le refus collectif d'oublier ensemble, dont témoignent les procès actuels des auteurs meurtriers restés vivants de ce crime. Cependant, à la différence de l'attentat de *Charlie Hebdo* où l'autre visé est la victime, la sidération d'être victime dans son identité commune ne produit pas de mobilisation collective dans les jours qui suivent. Le trauma individuel des victimes de l'acte terroriste produit un réel non symbolisable d'un vécu de répétition et reste socialement différencié dans la capacité à réagir collectivement comme rupture du temps social avec un « avant » et un « après », le clivage psychique concernant l'appartenance à la société et à l'espèce humaine.

Comment le traitement subjectif de la sidération émotionnelle pour resymboliser « oublier ou ne pas oublier » dans une appartenance commune est-il possible ? Si le débriefing immédiat sur le lieu de l'attentat réintroduit une parole humaine adressée à l'autre, c'est le suivi psychologique de l'après-coup qui traite d'une re subjectivation personnelle de son identité avec son histoire. Chercher à « comprendre » ce qui s'est passé n'est cependant que partiellement réalisé sans une reprise dans un travail en groupe. Ce collectif partage une parole en commun sur le clivage qui demeure, le sentiment de « l'autre » comme menace possible. Le groupe symbolise une réalité commune pour toutes et tous avec ses propres aléas d'histoire personnelle. L'expérience d'animation d'un tel groupe a mis en évidence la tentative de « comprendre les motivations » de l'inhumanité des tueurs sans vraiment les saisir en dehors de ce que disent les médias. En effet, le saisir est au-delà de la motivation qui apparaît quand plusieurs moments sont interrogation sur le « mettre fin à sa propre vie » des tueurs. Son représentable parle de suicide, son irreprésentable reste celui du sacrifice.

La mort des tueurs de 2015 rend aléatoire toute analyse clinique de leur psychisme, et ne peut qu'être une reconstruction rétrospective de recherche du « pourquoi » de l'enquête qui suit les attentats. La quasi-totalité de ces jeunes terroristes est souvent des jeunes issus de parents immigrés, mais aussi d'autres convertis, d'un itinéraire personnel en crise d'identité et de rupture avec l'entourage familial dans notre société. La radicalisation se fait lors d'un séjour en prison pour un acte délinquant où ils se convertissent à une religion qu'ils ne pratiquaient pas avant. Cette dérive meurtrière est-elle liée au seul échec social des politiques de ghettoïsation de cités de banlieues et de la scolarisation ? Au seul effet « criminogène » de séjours en prison ? S'agit-il pour certains d'un délire pathologique de fin du monde pour renaître, acte mélancolique d'un vécu de décadence de la civilisation et des valeurs du monde de leurs parents ?

Malek Chebel dans *L'Inconscient de l'islam*[116] tente d'éclairer le phénomène du kamikaze : « Faut-il qu'à chaque instant le monde se détruise partiellement pour échapper à une profanation plus grande, une apocalypse… dans le cadre d'une violence extrême et médiévale qui implique une structure sacrificielle quasi ontologique, le

[116] Malek Chebel, *L'Inconscient de l'islam*, 2015, CNRS Éditions.

kamikaze ("vent divin") ? » Or, le suicide s'oppose radicalement aux versets du Coran (et à la plupart des livres premiers des religions), qui récuse le suicide, le prive de sépulture, déshonore la mémoire du suicidé ainsi que sa filiation. « Entre réel et irréel, le suicide mime le sentiment de fin du monde selon un modèle autistique de désespoir froidement calculé. » Chebel souligne que ceux qui se sont projetés sur les Twin Towers[117] donnent un vécu réellement hallucinatoire à ce verset ; « Ne dites pas que ceux qui meurent au service de Dieu sont des morts, mais des vivants… »

Fethi Benslama[118] le rattache à un « désespoir des masses », comme condition d'émergence d'une pensée délirante d'un monde global qui est devenu un réel sans symbolisation. « Un furieux désir de sacrifice » rend compte du désarrimage du sujet à toute vie sur terre. Son propos sur l'acte terroriste parle d'un homme ou d'une femme dans l'impasse pour symboliser ses conflits internes de filiation.

Ces deux approches laissent cependant une question : la haine et le sacrifice rendent-ils compte à eux seuls d'un devenir potentiellement « terroriste » ? Tenter d'en saisir les mécanismes psychiques internes n'enlève rien au caractère effroyable de l'acte, mais aide à saisir quelque chose de ces jeunes qui se « radicalisent » souvent dans un entre-deux culturel de dissociation de valeurs et de recherche d'une issue à être. Ils ne se reconnaissent plus dans la culture familiale et ne sont pas reconnus par celle du pays où ils sont nés. L'ambivalence conflictuelle permanente dans le rapport à l'une et à l'autre est le rejet de l'une et de l'autre qui laisse un vide d'identité. S'identifier au fantasme d'obtenir ce qui ne leur est pas reconnu est la

[117] Attentat du 11 septembre 2001 à New York.
[118] Fethi Benslama, *Un furieux désir de sacrifice, le surmusulman.* 2016, Éd. Essais Point.

conversion « tardive » à un Dieu jusque-là ignoré, et la rencontre avec un « discours de pouvoir » mafieux ou religieux. Cette hypothèse théorique indique un normal social en crise dans la recherche délirante d'une identification au rapport privilégié à Dieu, où se suicider est vivre ce rapport en « tuant la société » dans sa globalité humaine pour un avenir divin mythique. Le sacrifice de soi est une réalisation ultime de soi, ce qui n'exclut pas l'acte psychotique mélancolique de l'attentat du « tueur au camion » de Nice le 14 juillet 2016.

Le procès récent des tueurs survivants de l'attentat du Bataclan du 13 novembre 2015 est le moment en commun qui n'a pas eu lieu après l'attentat de la réappropriation symbolique pour les familles de victimes et pour la population[119]. Un des principaux accusés, Salah Abdeslam, a été le convoyeur des tueurs et un des huit kamikazes du premier attentat au Stade de France à Saint-Denis, mais qui ne s'est fait pas exploser. Son discours sans affects devant le tribunal relaie celui de DAECH d'une vengeance du bombardement par l'aviation française en Syrie de positions de l'État islamique. Une vidéo « glaçante » pour l'ensemble des familles montre que chacun des kamikazes est filmé en train de tuer en Syrie un prisonnier. Ce meurtre déterminé et de sang-froid est à confronter avec les raisons qui peuvent expliquer le fait de ne pas se sacrifier à Saint-Denis tout en continuant le convoyage vers le Bataclan. Son désir proclamé d'être la vengeance de Dieu rend-il compte de l'ambivalence entre désactiver sa ceinture d'explosif ou son dysfonctionnement ? Une limite personnelle à être kamikaze dans son atrocité humaine ? Le procès n'a pas pour fonction de comprendre, mais de juger les actes criminels, ce que le président du tribunal

[119] Cent trente et une personnes sont tuées et plus de 400 sont blessées, dont 99 grièvement.

rappelle face à d'autres diatribes de Salah Abdeslam en soulignant qu'il n'est pas face à un tribunal religieux.

L'institution d'un travail de déradicalisation de « jeunes radicalisés » permet de tenter de déconstruire le discours de sacrifice par le travail relationnel, sans effets probants, car si l'écoute psychologique se distingue de celle de l'enquêteur, dans son accès à un travail de resymbolisation du sujet qui s'est abandonné à l'imaginaire destructeur du désir de sacrifice sans le commettre, le contrôle de « terroristes potentiels » la rend « improbable » dans sa naturalisation du sujet. Ce qui demeure est que l'exaltation imaginaire de la pulsion de mort du kamikaze est cliniquement à distinguer de la « folie meurtrière » du phénomène d'Amok décrit par Stefan Zweig. Dans sa nouvelle[120] sur l'enfer d'une passion amoureuse, il universalise une culture où la frénésie du corps qui prend feu est celle d'une course meurtrière : « Alors, prend feu ! Seulement si tu t'enflammes, / Tu connaîtras le monde au plus profond de toi ! / Car au lieu seul où agit le secret, commence aussi la vie. » « Tuer l'objet d'amour » est un « excès » passionnel dont l'acte continue à se faire voir et doit être vu dans sa course meurtrière, un Moi subverti. Cet état passionnel n'est pas celui du terroriste ni celui du destin des pulsions de la mélancolie, dont l'introjection mortelle de la perte de l'autre atteint le Moi et son imaginaire de sortie maniaque par la renaissance délirante.

Un virus inconnu, trauma d'un écosystème global en crise

À la différence du trauma local de l'attentat terroriste, la survenue d'un nouveau virus SARS-Cov-2 et de sa maladie Covid-19 bouleverse et stupéfie l'ensemble des so-

---

[120] Stefan Zweig, *Amok ou le fou de Malaisie*. Éd. Livre de poche, Paris, 1991.

ciétés humaines. La crainte d'être contaminé est de longue durée, dont le trauma est l'incertitude d'un présent de crise qui se répète de sa permanence épidémiologique dans l'écosystème global planétaire. L'anormalité devient la norme qui réactualise le « tous étaient frappés » (Jean de La Fontaine[121]) des épidémies de peste et de choléra du passé. La réelle certitude initiale de ce virus est d'être un inanimé biologique transmis par l'humain. Son origine est le brouillage des frontières naturelles entre l'homme et le monde animal issu de l'expansion du monde de l'homme sur la nature, ses causes étant l'urbanisation, l'industrialisation et le commerce marchand sans limites, les voyages de tous types et le désir de la jouissance immédiate de la nature de tout un chacun et chacune. La leçon de choses est sa concomitance avec la crise écologique majeure du réchauffement de la planète produite par les activités du mode de production capitaliste. Le trauma de la pandémie est donc en même temps de faire face à un virus inconnu des scientifiques dans sa structure, son origine, au « vide de solutions immédiates » avec l'absence de traitement et de vaccins connus, et à ses effets mortifères immédiats et sa répétition dans la durée qui est partagée par l'ensemble de la planète. Ce sont aujourd'hui plus de six millions de morts qui alimentent l'effroi des gouvernements et des peuples dans leur vécu d'appartenance à la société humaine. La pandémie et ses vagues successives de mutations multiples par des variants du virus ont paralysé dans son premier temps l'économie mondiale productive et marchande, puis ont nécessité le refinancement massif de moyens de protection, d'outils de réanimation et une course à la recherche de traitement et de vaccins en urgence. La pandémie met en évidence la contradiction majeure de la société capitaliste néolibérale

[121] Jean de La Fontaine, *Les Animaux malades de la peste*. Publié en 1678, première fable du Livre VII.

entre nécessité d'usage d'intérêt général et finalité d'usage économique de croissance qui délaisse comme non rentable les services de santé publics et de recherches d'intérêt général. Cela s'est traduit en France par l'abandon et la destruction des masques pour leur coût de gestion de stocks, et aussi le sous-financement de la recherche scientifique publique du médicament et des vaccins dédiés au marché concurrentiel de l'industrie du médicament (Big data). Ce sont les mêmes acteurs politiques qui ont supprimé ces moyens de santé publique et de prévention qui gouvernent et tentent de le masquer par un discours de pouvoir dont la terminologie de langage est « la guerre au virus », après avoir dénié l'utilité des masques de protection. Leur découverte par la population a alimenté le contexte traumatique et la défiance quand le gouvernement met en place un confinement total et organise de façon erratique le peu de moyens de protection qui priorise les personnes âgées les plus vulnérables tout en « oubliant » la nécessité d'équiper et protéger les personnels des EHPAD, des hôpitaux psychiatriques, des foyers d'hébergement, des prisons et de tous ceux qui sont la rue. Tous les « premiers de cordée » que sont les travailleurs des besoins du quotidien restés sans protection. La légitimité gouvernementale et son langage guerrier de lutte contre la diffusion virale sont d'autant plus en crise de confiance que son « état d'urgence sanitaire » est décrété de façon autoritaire et sans limites, participant d'une politique de la peur qui alimente le vécu traumatique et rappelle l'état d'urgence contre le terrorisme. Les mesures d'urgence de confinement et de distanciation sociale générale sont donc subies plus qu'acceptées par le plus grand nombre, le financement de la mise au chômage partiel ne compensant pas les fermetures d'entreprises d'une grande partie des forces productives.

Pour saisir la portée du trauma psychique individuel et collectif, il est nécessaire d'analyser les effets de la distanciation sociale imposée sans débat démocratique dans sa nécessité vitale. Le mécanisme du « confinement » de proximité appliqué en Chine, là où le virus est apparu dans une ville, Wuhan, et sa région, est une organisation sociale et sanitaire dévolue à des responsables locaux, les décisions globales restant celles de l'État[122]. Le professeur chinois George Gao le décrit dans *Le Monde*[123] comme un isolement local de toute la population et une gestion de masques et de tests biologiques avec un testage qui détermine l'accès aux lits de réanimation hospitaliers (le symptôme de risque mortel viral est une détresse respiratoire qui nécessite un respirateur oxygénant). À l'opposé, le confinement en France n'a pas été circonscrit à la région de Mulhouse, où apparaît la pandémie, mais mis en place par une décision centrale qui s'applique à tout le pays. Ce centralisme d'un état d'urgence sanitaire global, sans réelle élaboration locale, définit les protections et l'information à partir d'un conseil scientifique et détermine les contenus du suivi et des moyens hospitaliers, puis

---

[122] La transmission humaine du virus participe d'une crise de l'écosystème issue de l'essor du capitalisme mondialisé : le virus se déplace d'abord dans la proximité locale et régionale par les activités de commerce, de travail, puis vers les centres urbains et économiques vitaux de l'économie globale de la planète. Les failles inévitables sont les transports par les trains, les avions et les bateaux de croisière. Les pauvres et les petits commerçants de Wuhan qui ont payé de leur vie le départ de la pandémie sont rejoints par les classes moyennes aisées et les élites qui l'importent en Europe et aux États-Unis. Sa diffusion atteint les zones sociales déshéritées d'Europe et du Monde, apportant un bilan de morts effrayant et la paralysie de l'ensemble des centres de production et des investissements financiers. Si l'histoire du capitalisme a montré sa résilience à toutes les situations de crise pour trouver son rebond de rentabilisation finale, l'affolement des marchés est cette fois-ci l'inconnue dans sa capacité de surmonter cette crise.

[123] Interview du professeur Gao, *Ne pas porter de masque pour se protéger du coronavirus est une « grande erreur »*. Le Monde.fr, idées, 31/03/2020. Le professeur Gao est directeur général du Centre chinois de contrôle et de prévention des maladies.

d'un comité de défense sanitaire présidentiel plus décisionnel. En réalité, la décision de mesures erratiques de chacun atteint sa légitimité démocratique. Le confinement et la distanciation sociale (le masque, le gel bactéricide, les relations sans contacts humains) sont une « servitude imposée » à toutes et tous, la priorité centrale demeurant les moyens de gestion soignants à recréer pour qu'ils soient efficients. La population subit les annonces dont la médiatisation en boucle réduit l'information à une arithmétique de chiffres d'occupation de lits et de réanimation, avec son nombre de morts quotidien, une actualisation qui renvoie de façon lancinante à la propre mort possible de chacun et chacune. Ses effets de santé mentale vont apparaître rapidement dans la rupture du temps social avec les autres, sans protection, et le clivage psychique d'un « exil chez soi[124] ». Les effets sur le psychisme de « la personne confinée » évoluent émotionnellement entre torpeur, qui-vive, ennui et colère, qui s'aggravent du refuge derrière les écrans d'un télétravail imposé, de l'exacerbation de tensions familiales préexistantes et des ruptures de cursus scolaire des enfants et des étudiants qui sont autant d'atteintes de la subjectivité[125], sont les symptômes d'une déprime collective et de la multiplication de dépressions individuelles et d'actes de suicide. Dans les EHPADs et à l'hôpital, le clivage traumatique est celui de l'abandon des personnes âgées à une mort sans obsèques dignes, qui laisse le deuil des familles en une amertume traumatisante. Dans les écoles, les lycées et les universités, la fermeture du « présentiel » est une rupture de l'itinéraire de formation, son remplacement par le cours en visioconférence

---

[124] Albert Camus, *La Peste*. Éditions Gallimard, 1962, bibliothèque de la Pléiade. Une métaphore de la peste brune du nazisme.

[125] L'actualité du sentiment de crainte de fin de vie individuelle et collective de fin du monde, quelle que soit sa position sociale, est globale.

étant une communication distanciée difficile à investir hors de rapports humains d'enseignements vivants. Ce sont donc un apprentissage et un projet d'avenir qui sont rendus illisibles. Pour les étudiants dont les faibles revenus nécessitent des petits boulots d'appoint et le perdent, les loyers restent impayés et la difficulté à se nourrir s'accroît ; de plus en plus visible est leur présence dans les files d'attente de l'aide alimentaire pour les plus démunis. Le propos de « vague de santé mentale » du ministre de la Santé Olivier Véran n'est pas seulement malvenu comme « épidémique » car il est l'expression de l'échec à créer les moyens publics pour y faire face. Le soin psychique dans la pandémie prolonge une crise sociale antérieure sans les moyens publics. Globalement, si la nécessité de protections collectives impose au gouvernement de remettre en œuvre les financements précédemment supprimés, de réinvestir l'achat de ces moyens de protection manquants et de mettre en œuvre des mesures de chômage partiel pour les entreprises confinées, celui-ci ne renonce pas aux restructurations comptables du service de santé publique.

Face à cette incurie programmée, la solidarité immédiate dans la première vague virale a été double. Dans la population des quartiers populaires, une solidarité d'interconnaissance a soutenu ceux et celles qui restent dans l'obligation de travailler pour assurer leurs besoins vitaux et le fonctionnement des entreprises. La solidarité s'est faite au quotidien sans les moyens réels de se protéger pour « les premiers de cordée », les cadres et nombre de services étant en télétravail à distance. Ce caractère inégalitaire entre ceux qui ont un télétravail possible et ceux qui travaillent dans les commerces et les services a produit des vécus psychiques du confinement différents. En effet, selon que l'on vit à deux dans un appartement de trois ou quatre pièces donnant sur de grandes avenues, ou à quatre dans un appartement de deux pièces donnant sur un urbanisme de forte densité humaine et de rues étroites, la réalité du confinement n'est pas la même et aggrave les inégalités antérieures jusque dans la scolarisation. La réalité de contrôle social, sans réelle participation de la population dans la décision, ne fait que renforcer le sentiment d'illégitimité démocratique du gouvernement et la « défiance » à l'égard d'une surveillance généralisée qui tend à recouvrir la nécessité d'une protection vitale. Dans ce contexte, la solidarité rassemble de façon vivante les effets du clivage traumatique de « la pulsion de mort ». Il n'est donc pas étonnant que ce « vide » de gouvernement laisse libre cours au refuge du chacun pour soi d'un imaginaire « complotiste » sur les causes de l'épidémie et les solutions proposées pour la combattre. Alimentée par les « fake news » des réseaux sociaux, les prédateurs, le trafic de moyens de protection, la cacophonie des réponses, est mise en cause la fiabilité des scientifiques, qui vantent la qualité de protocoles médicamenteux dits prometteurs. Ainsi, la promesse spéculative du Pr Raoult du bon médicament qu'est l'hydroxychloroquine, utilisée dans des pandémies comme le paludisme, est l'objet passionnel du débat sur son efficience ou ses effets aléatoires et iatrogènes[126].

Dans les services de soin, le paradoxe créateur a été la mobilisation solidaire des soignants hospitaliers qui retrouvent collectivement les idéaux de leur métier. Les équipes soignantes de réanimation participent à la découverte de moyens techniques dans l'usage de l'oxygénation et des corticoïdes. Une infirmière de réanimation décrit le soin du malade en étant présente, lui parle, l'encourage et

[126] Ainsi, l'usage dès le début des symptômes de l'hydroxychloroquine, un médicament du traitement du paludisme, est promu par le Pr Raoult de Marseille. Cet apport dans le Covid ne sera jamais validé sur le plan scientifique et mettra en évidence ses risques iatrogènes connus. En effet, son usage à la dose de 100 mg dans le paludisme passe à 600 mg dans le Covid, faisant apparaître nombre de complications cardiaques.

humanise le geste technique. C'est dans l'épreuve de lutte pour la survie du patient sous appareil respirateur que réapparaissent des liens relationnels entre soignant.es et patient.es, mais aussi le risque d'être contaminés ensemble et nombre de morts de soignants. Cette espérance de reconnaissance du travail soignant cesse avec le déconfinement de juin 2020, la concertation de Ségur (juin juillet 2020) priorisant la relance de l'économie et la continuité des restructurations de l'hospitalisation publique. En octroyant aux soignants 183 euros d'augmentation salariale à géométrie variable (les luttes précédentes revendiquaient déjà 300 euros), le gouvernement met en évidence son arrogance dans la poursuite de sa politique de réduction des services publics et de destruction de moyens soignants avec son objectif de plateformes et d'organisations public-privé. Le « quoi qu'il en coûte » est la caricature de l'absence d'une réelle considération des soignants et des besoins vitaux de la population. La crise politique alimentée par le moment Ségur entraîne la défiance, la colère, la fatigue et la démission de beaucoup de soignants. À la mobilisation d'auto-organisation solidaire de la première vague se substituent la désillusion, l'épuisement et la fatigue de cette première ligne soignante avec sa mortalité et ses suicides.

La découverte de vaccins ARN (Pfeizer et Moderna) et de vaccins de virus atténué (AstraZeneca) à marche forcée par les entreprises mondialisées du médicament avec des fonds publics devient la priorité gouvernementale pour mettre fin à l'épidémie. Source d'espérance dans la population, sa mise en œuvre est annoncée lors de la deuxième vague de l'épidémie (septembre-novembre 2020) issue d'un nouveau variant viral, mais la vaccination de masse commence réellement avec la troisième vague d'un autre variant en janvier 2021 et devient centrale avec un quatrième variant delta apparu en Inde, puis un cinquième variant omicron apparu en Afrique du Sud. Ce sont donc les variants du virus qui déterminent l'action gouvernementale et pas une organisation de santé publique discutée démocratiquement, ce qui se traduit par l'incurie à organiser rapidement la logistique de vaccination, sa réalisation concrète à géométrie variable étant confiée à des plateformes de statut privé comme Doctolib. Si l'adhésion à la vaccination l'emporte globalement, cette adhésion majoritaire ne met pas fin à la défiance du tri de publics prioritaires ciblés, à la technique de rendez-vous informatiques qui laisse démunie une partie importante de la population. La défiance reste également celle des entreprises de production qui retrouvent brutalement une rentabilité aux vaccins[127] avec des investissements publics massifs, là où elles avaient cessé leurs recherches de vaccins en raison du non-retour de bénéfices sur investissement. La distribution régie par des critères concurrentiels (et nationalitaires comme en Grande-Bretagne) alimente une défiance vaccinale dans une partie de la population à partir d'informations parcellaires et manipulées par les réseaux sociaux sur des complications rares des vaccins ARN ou de virus atténué. Si cette défiance réactualise les errements antérieurs de la vaccination de la grippe H1N1 de 2010 et aussi de l'hépatite B, c'est la suspicion de la nouveauté des vaccins ARN qui est l'objet de la méfiance, et le rejet associé sans réelle preuve scientifique d'une atteinte génétique. Elle s'alimente d'une réelle inquiétude parentale pour la vaccination des moins de 12 ans, dans la mesure où l'information sur la vaccination des enfants reste encore hésitante et spéculative quant aux effets secondaires, reliée à une stratégie de fermeture des écoles ou d'accueils

[127] Si la dépression et les troubles émotionnels sont un investissement rentable de l'industrie pharmaceutique, l'épidémie actuelle a fait apparaître son faible investissement antérieur dans la recherche sur les maladies infectieuses.

partiels illisibles qui semble surtout déterminée par une finalité purement économiste : permettre aux parents de continuer à travailler.

La vaccination, enjeu politique majeur, nécessitait une mobilisation démocratique pour atteindre une immunité collective durable de sortie de la pandémie. Le choix présidentiel et du gouvernement a été de traiter de façon autoritaire cette défiance en liant une obligation vaccinale imposée par un pass sanitaire[128] qui contrôle la liberté de circulation et l'accès au travail des soignants. Or l'argument autoritaire gouvernemental pour les personnels soignants est superflu, car la nécessité de la vaccination existe déjà par un avis du médecin du travail pour tout recrutement. La réalité est que le pass sanitaire impose un outil de vaccination contrainte qui relève d'une politique de la peur, là où se pose l'obligation éthique de se vacciner pour soi et les autres. La crédibilité démocratique du gouvernement est à nouveau atteinte quand des millions de gens se vaccinent pour circuler et ne pas perdre leur travail. Si nombre de soignants refusent la vaccination et démissionnent, la raison profonde est le plus souvent l'état catastrophique du travail soignant. Sans la transition d'un espace démocratique, au sein même des services de soins, qui recherche la conviction, c'est la notion de liberté qui s'avère le paradoxe entre le droit au libre arbitre individuel et ne pas nuire collectivement aux autres. L'atteinte à la crédibilité du pass sanitaire vaccinal accompagne la logique du « tester, tracer, isoler » pour contrôler la diffusion virale et affirmer ensemble un ordre sécuritaire. « Zéro virus » devient une logique à géométrie variable de

---

[128] Loi du 9 août 2021. Entérinée par l'Assemblée nationale, le Sénat et globalement validée par le Conseil constitutionnel, l'obligation vaccinale priorise un pass sanitaire répressif qui menace l'emploi soignant et l'aide sociale à la personne en cas de non-vaccination. Cette logique répressive est celle du pass vaccinal.

« vivre avec le Covid », centrée sur les moyens d'hospitalisation et de réanimation, qui renvoie à une relance de la croissance économique « quoiqu'il en coûte ». La logique d'urgence sanitaire de contrôle des populations par l'obligation vaccinale contrainte démultiplie les effets de santé mentale de mesures subies, en plus de l'angoisse de confrontation à la mort possible. Ses alternatives politiques de pratiques cliniques sont à plusieurs entrées :

– L'implication des élus et des populations locales comme acteurs qui participent de la décision est la permanence démocratique. Elle permet d'éclairer l'opinion publique sur l'état et la connaissance de la pandémie, boussole rassurante qui ne se réduit pas à une surmédiatisation de paroles d'experts. C'est à ce niveau que se décide concrètement toute mesure de confinement total ou partiel, de couvre-feu, de fermeture ou maintien d'écoles ouvertes. La vaccination de masse se fait à l'échelle humaine de la collectivité locale qui participe de la recherche d'une immunité collective de l'ensemble de la nation. Le « tracing » social se fait en commun, sur toutes les activités humaines du quotidien[129]. Ce point est particulièrement important pour les populations les plus précarisées qui restent les plus atteintes par le Covid-19 et éloignées de la distribution vaccinale[130].

– L'obligation vaccinale, comme toute obligation de soin en général, est une éthique de responsabilité sociale d'un vivre ensemble, ce qui suppose un travail relationnel de conviction. En tenant compte de ces contre-indications médicales, elle demeure une obligation dans les métiers

[129] Loi sanitaire du 5 août 2021 qui généralise le pass sanitaire à l'ensemble des activités reposant sur des contacts humains, et crée une obligation vaccinale à géométrie variable qui concerne en particulier l'activité soignante.

[130] Il est remarquable que les moins vaccinés soient les habitants des quartiers populaires, en particulier les départements de Seine-Saint-Denis et les quartiers nord de Marseille.

soignants et d'aides à domicile de la personne ou éducatives de l'enfant. Cette décision ne peut qu'être limitée dans le temps épidémique d'une pandémie très contagieuse et source de mortalité de masse. L'obligation est donc impérative pour les soignants des hôpitaux, des EPHAD et les travailleurs du médico-social, dans le cadre des lois constitutionnelles générales et des droits du travail. Son application donne lieu à des réunions dans chaque service et établissement, qui ont déjà été à l'œuvre dans le premier temps de la pandémie, où les soignants se sont organisés pour pallier les manques et réobtenir les moyens précédents supprimés pour faire face en réanimation et en services de soins de Covid.

– L'obligation humaine de vaccination s'applique à tous les pays de la planète pour l'accès à une immunité collective globale, ce qui constitue le vaccin en objet de droit commun de l'humanité et ne peut relever d'une production et d'une diffusion marchande. La vaccination nécessite donc la levée de la propriété des brevets, bien public commun, et la réquisition des entreprises du médicament pour les produire[131]. La levée est une obligation impérative démocratique de réappropriation avec de réels moyens d'une politique de santé et de recherche publiques, essentielles dans les besoins fondamentaux des populations.

Ces propositions de base traitent de la santé psychique et d'une politique de santé mentale publique des vécus mortifères de la pandémie et des mesures de protection. Elles abordent la défiance à l'égard de la vaccination qui associe des récusations personnelles et celles d'un front des colères d'une minorité antiVax, souvent « complo-

---

[131] Pétitions Stop-brevet vaccin-réquisition, Pas de profits sur le Covid, stop aux brevets, l'initiative citoyenne européenne, Pour gagner la bataille contre le virus, suspendons les brevets sur les vaccins et partageons les solutions, internationale de l'Oxfam.

tiste » et instrumentalisée par l'extrême droite. En réalité, nombre de récusations ne concernent pas la vaccination, mais le pass sanitaire. Ce mouvement actualise l'expérience d'une partie du mouvement des gilets jaunes ou de militants syndicaux et intellectuels qui s'y opposent pour des raisons de libre arbitre. Les mots d'ordre « Sortons du pass » et « de l'impasse sanitaire » d'un appel d'intellectuels avec Barbara Stiegler et François Ruffin[132] en ont fait une revendication centrale. En discuter dans une réelle organisation démocratique s'oppose au mouvement protestataire confus entre ceux qui manifestent contre le pass sanitaire et ceux qui refusent l'obligation vaccinale comme besoin collectif de santé publique. La récusation de la vaccination est elle-même à analyser socialement[133]. Son actualité d'un désir individuel de contre-pouvoir comme perspective durable peut-elle nier la nécessité de toute éthique d'obligation vaccinale en pleine pandémie, en particulier celle des soignants, et l'utilité momentanée de mesures sociales qui freinent la diffusion du virus ? Le collectif de résistance de solidarité humaine a été le soutien local aux soignants et les aides concrètes dans les quartiers populaires par des organisations de solidarité de voisinage contre l'épidémie[134], qui ont été un début de traitement collectif d'auto-organisation face à la précarisation et à une politique de la peur lors du premier

---

[132] *Libération* du 9 août 2021, dans la rubrique « Idées », appel signé par la philosophe Barbara Siegler, les députés François-Xavier Bellamy (LR) et François Ruffin (LFI), ainsi que des soignants.

[133] Le refus de la vaccination a ses différences de classe, les médecins étaient vaccinés à 90 % et les autres personnels à 70 % au moment du vote de la loi sur le pass sanitaire.

[134] Situation vécue par les couches sociales précarisées, confinées dans des logements étroits et peu confortables, dans l'obligation de travailler sans protections pour vivre des « fins de mois financiers », et dont l'arrêt de travail vient grossir les files d'attente des distributions alimentaires humanitaires.

temps épidémique. L'acte de solidarité en termes d'alimentation, de livraisons à domicile, de ramassage des ordures, de transports possibles et des actes soignants du quotidien. Ces expériences de solidarité collective ont été un premier traitement de santé mentale des soignants et de la population, face à l'angoisse de la mort et aux inégalités d'accès aux soins et à la vaccination, qui remettent en perspective la refondation d'un véritable service public solidaire d'accueil entre soignant.es, patient.es et population.

Il demeure que globalement, la pandémie a remis en perspective ce qu'Albert Camus dans *La Peste* a décrit comme un « exil chez soi », terme à analyser dans son actualité clinique de soins psychiques psychiatriques et psychologiques. Chez ceux qui présentent une vulnérabilité psychique, le clivage du « vécu de fin du monde » prend la forme clinique d'une décompensation psychique durable de mélancolisation du lien social ou de l'incorporation délirante pathologique de la maniaco-dépression. Pour les autres, la déprime et la désespérance de la perte du lien social à répétition réactualisent et démultiplient nombre de conflits internes anciens, mais aussi confrontent aux besoins vitaux, dont l'accès aux soins différé dans les hôpitaux reconvertis vers le traitement du Covid, ou l'absence du rituel symbolique d'accompagnement vers la sépulture de proches à l'hôpital ou dans les EHPADs. Nombre de personnes réactualisent également les effets dévastateurs inégalitaires d'une organisation du travail et de la vie sociale ou se retrouvent en télétravail, mais aussi une forme catastrophique chez les enfants en rupture de scolarisation, avec une demande massive de consultations psychologiques pour automutilation et tentatives de suicide. Ce constat est également celui des étudiants en rupture de cursus universitaire. Les vécus dépressifs et les pensées suicidaires sont démultipliés[135], mais aussi une méfiance envers l'autre, possible contaminant, une menace qui est source de « paranoïa sociale » vis-à-vis de ceux qui refusent d'appliquer les protections requises. L'outil de « tracing » des cas contacts devient le vécu d'un risque de contrôle de la vie personnelle durable. La priorité gouvernementale au tri entre tranches à chaque étape de protection d'âge a été porteuse de relents « eugénistes » opposant les jeunes, qui présentent des formes de moins en moins asymptomatiques, aux plus de 65 ans qui meurent de la maladie. Le confinement a donc introduit de multiples frontières corporelles et sociales, dont les effets psychiques vont être durables. Le repli identitaire se conjugue jusque dans le déconfinement avec des frontières fermées et de mises en quarantaine.

L'approche clinique du thérapeute et de l'équipe soignante psychiatrique dans son propre confinement s'est d'abord réduite à la relation de liens téléphoniques avec les patient.es et leurs proches, à un « virtuel », antithèse du relationnel, d'être présent physiquement[136]. Le téléphone permet, quand le patient est connu, une solution immédiate d'échange de « vécus traumatiques communs », mais reste une présence à distance. Cette relation reste très aléatoire pour les psychotiques qui n'accèdent pas structurellement

---

[135] Si le nombre de suicides reste encore difficile à chiffrer, la venue aux urgences de jeunes pour idées suicidaires explose ; ainsi la DREES montre une augmentation des jeunes de 50,6 % en novembre 2020 après avoir indiqué dans sa note d'octobre 2020 une augmentation chez les filles de 12-17 ans de 26,2 % sur les mois de juillet-août 2020. La société française de pédiatrie relève une augmentation des dépressions de 31,5 % chez les 18-24 ans, qui concerne particulièrement les étudiants dans la continuité des études, la recherche d'un stage ou d'un petit boulot, mais aussi d'un retour chez les parents avec une cohabitation difficile.

[136] Quelques équipes, comme celle de La Criée à Reims, ont cependant réussi à organiser une présence physique sur le lieu du soin ou en se déplaçant.

à la symbolisation du réel. Le téléphone ne sert qu'à la recherche de moyens de protection, qui mobilise à distance des proches, des voisins, des intervenants médico-sociaux confinés. Le seul lieu de rencontre physique soignant-patient reste l'hôpital et au quotidien le médecin généraliste. En réalité, l'épidémie, dans sa première vague, a laissé nombre de patients de la psychiatrie et de la pédopsychiatrie à l'abandon ou sans les moyens nécessaires de secteur pour accueillir en particulier les enfants et adolescents en souffrance dans le confinement. Dans l'hospitalisation, le confinement pour Covid a pu se confondre avec l'isolement psychiatrique et a entraîné des contentions abusives dans certains hôpitaux[137], ainsi que la répression de soignants lanceurs d'alertes au sujet du manque de moyens ou de cette confusion[138]. Le soin psychique dans ce contexte interroge son éthique soignante et l'éthique sociale qui l'entoure. Ce tri d'accès aux moyens de protection a laissé des populations entières précarisées et les plus démunies, en particulier les personnes à la rue et les migrants réfugiés, contaminés dans des campements indignes ou dans des centres de rétention. Ce problème est celui de l'accès aux soins hospitaliers et de son éthique soignante, mais aussi de questions éthiques et juridiques de société : savoir jusqu'où réanimer, comment réaliser des obsèques dignes avec les familles, protéger humainement les personnes les plus vulnérables, accueillir sans tri comme droits vitaux. Cet ensemble de causalités de souffrance psychique traumatique durable est celui du « vide »

---

[137] Un article du quotidien *Le Monde* du 3 août 2021, sur « Les urgences psychiatriques au chevet de la détresse adolescente » dans l'Unité d'urgence et de liaison de psychiatrie infanto-juvénile (ULPIJ) d'un hôpital de la région parisienne, en montre les difficultés concrètes liées à la mutualisation des équipes de secteur psychiatrique.
[138] L'exemple d'une équipe soignante du centre psychiatrique de Moisselles (93) qui a alerté Adeline Hazan Défenseur des droits et des libertés, est son actualité.

in symbolisable pour la personne qui rencontre le « vide institutionnel » et relationnel d'un service public réduit à son efficience immédiate. Nous ne mesurons pas aujourd'hui les effets durables de cette crise de l'écosystème, mais déjà apparaît le symptôme du Covid long pour ceux qui continuent à ressentir les symptômes de la maladie, bien que guéris[139]. Le soin psychique de ce symptôme est déjà posé dans son accompagnement clinique. Le risque social et politique demeure cependant de voir se pérenniser l'atteinte à la liberté de circulation et une surveillance généralisée de contrôle social déjà à l'œuvre contre le terrorisme et l'encadrement sécuritaire des malades mentaux[140].

---

[139] Le Covid long est celui de symptômes protéiformes de changements corporels, de troubles respiratoires, d'anosmie et d'agueusie, de fatigue enveloppante, de douleurs et de confusion qui rendent compte d'un syndrome inflammatoire et immunitaire possible, mais également d'un émotionnel post-traumatique.

[140] Trois décrets, en particulier celui n° 2020-1511 du 2 décembre 2020, dénommé « Prévention des atteintes à la sécurité publique », modifient les dispositions du Code de la sécurité intérieure relatives au traitement des données à caractère personnel. Ces décrets, qui traitent au départ la lutte contre le terrorisme, ouvrent la diffusion aux autorités de police et de gendarmerie de données concernant des comportements à risques, étendues à l'appartenance syndicale, aux opinions sociales et politiques, ainsi qu'aux troubles psychiques. Ces décrets sont une atteinte grave aux libertés démocratiques et tendent à instrumentaliser les effets psychiques avec l'annonce par le ministre de la Santé Olivier Véran, d'une « troisième vague de santé mentale » consécutive à celles de l'épidémie du coronavirus. Cette politique de la peur sécuritaire a son texte d'application : HospiWeb, décrit précédemment, en est un des outils.

Crise des institutions et « populisme pénal »

La contestation des institutions publiques, clairement apparue dans la pandémie, concerne une psychiatrie publique rendue exsangue par sa gestion public-privé. L'autoritarisme gouvernemental dans la décision en urgence de mesures de protection a remis en cause non seulement le service public de santé et de psychiatrie par une gouvernance économique sans réels moyens supplémentaires pérennes, mais le fondement même de l'institution de soin et de son éthique soignante. Il est remarquable pour la psychiatrie que ce sont non seulement les acquis relationnels du soin psychique et de ses pratiques de secteur public de psychiatrie qui sont détruits, mais également la fin du consensus[141]sur l'irresponsabilité pénale et la non-jugeabilité du fou. En effet, cet acquis éthique et juridique est l'article 64 du Code pénal napoléonien de 1810 qui détermine « il n'y a ni crime ni délit, lorsque le prévenu était en état de démence au temps de l'action [...], ou lorsqu'il a été contraint par une force à laquelle il n'a pu résister ». Le Code napoléonien, comme institution d'une raison d'État, entérine à la suite de la Révolution française une science de l'homme fondée sur la Raison. Si le fou est reconnu soignable dans ce qu'il lui reste de raison, il reste non jugeable dans sa déraison. La rupture anthropologique

[141] Ariane Chemin, *Irresponsabilité pénale, la fin du consensus. Le Monde*, 18 septembre 2021.

avec la référence à la volonté de Dieu qui déterminait la sanction objective introduit la volonté et la liberté de choix de l'acte entre la culpabilité et la responsabilité de l'homme. L'expertise de l'aliéné établit l'irresponsabilité pénale et va être progressivement reconnue et agréée en cas de délit dans les années 1860. Ce cadre juridique qui repose sur la complexité du sens de la notion de démence de l'article 64 est remplacé par l'art. 122-1 de la loi pénale de 1994 par « N'est pas pénalement responsable la personne qui était atteinte, au moment des faits, d'un trouble psychique ou neuropsychique ayant aboli son discernement ou le contrôle de ses actes. » La décision des experts psychiatres n'est plus seulement de faire un diagnostic objectif, mais de déterminer ce qui est une altération du « discernement » ou son abolition dans un passage à l'acte meurtrier. Sa pratique a divisé par quatre depuis les années 1980 le nombre de non-lieux psychiatriques, ce qui indique un refus d'exclure le fou de son jugement et une sensibilité accrue de la société à la question de la récidive et de la responsabilité du sujet dans son acte. Cependant, si la reconnaissance de l'acte de la personne est une avancée de la loi de 1994, elle ne reconnaît pas fondamentalement le statut du sujet criminel dans un traitement judiciaire référé à l'altération et à l'absence de discernement. Le terme « discernement » est en effet un « signifiant » qui reste complexe dans sa pluralité de sens pour tout sujet. Son évaluation par l'expertise introduit donc une indétermination entre une altération qui détermine le droit à un procès et une abolition qui ne le permet pas. Mais le discernement altéré permet-il le procès d'un malade qui n'accède pas complètement à son sens symbolique ? L'expérience clinique montre que ce n'est pas le cas, affirmer l'inverse reste évidemment discutable et source de contentieux. Ce qui demeure manifeste est que le procès correspond aujourd'hui à une demande sociale et politique de pénalisation du fou qui tend à se généraliser.

L'événement récent qui l'instrumentalise est le meurtre de Sarah Halimi[142] et la déclaration des experts de l'irresponsabilité pénale de son auteur Kobili Traoré. Le diagnostic de « bouffée délirante aiguë » a été entériné par la chambre de l'instruction puis avalisé par la cour d'appel et jugé conforme au droit par la Cour de cassation. Cette décision de conformité donne lieu à une contestation indignée de la famille de la victime et à une manifestation policière devant le Parlement qui dénoncent une justice laxiste. Le gouvernement s'en saisit pour annoncer une nouvelle loi d'irresponsabilité pénale. Largement relayé par les médias, réapparaît ce que Denis Salas a nommé le « populisme pénal[143] » à partir de l'augmentation considérable de condamnations de la justice de la délinquance à des peines de plus en plus lourdes et au pénal les crimes sexuels. Son analyse est une rupture avec la conception humaniste et réparatrice de la peine par une demande de justice due aux victimes. Le populisme pénal participe de l'aspiration médiatique à se faire entendre dans un contexte d'inquiétudes sociales contemporaines. La revendication d'une sanction nécessaire par les familles de victimes pour « faire leur deuil » est en même temps légitime comme objet de deuil, mais ne peut que soulever une interrogation sur sa réalité à travers le procès. En effet, si l'ampleur de la sanction apaise l'émotionnel immédiat et un sentiment de réparation de la famille, elle ne répond pas au travail de symbolisation du deuil qui relève de la personnalité du sujet et d'un accompagnement psychologique éventuel. L'argument qui remet en cause la non-jugeabilité du fou pose en réalité celui de sa disparition

[142] Le meurtre de Sarah Halimi, 65 ans, à son domicile en avril 2017, est commis par son voisin Kobili Traoré, dans un contexte d'antisémitisme proclamé par le meurtrier qui se réclame d'un islamisme radical et il survient après une forte prise de toxique.
[143] Denis Salas, *La Volonté de punir, essai sur le populisme pénal.* 2013, éd. Fayard.

dans un jugement sans signification pour lui. Il ne peut donc être jugé, mais soigné par son hospitalisation.

Dans le meurtre de Sarah Halimi, le contexte pose en outre le problème d'une revendication antisémite de son auteur, mais aussi de l'acte commis sous toxique. L'acte est-il le produit d'un terrorisme antisémite de l'islam radical ? La prise de haschich est-elle un facteur aggravant du crime ? Ces questions complexifient la notion de « discernement ». Le contexte sociétal est celui de forces sociales qui appellent à plus de répression contre toute délinquance et semble ignorer que sa réalité répressive légale est déjà existante, sans d'ailleurs y mettre fin, ce qui renvoie à ses causes. Légiférer à nouveau sur l'irresponsabilité pénale dans ce contexte ne peut qu'avaliser « un populisme pénal » de mise en accusation de la justice comme institution indépendante. En réalité, la loi de 1994 a déjà ouvert une brèche dans la frontière entre folie et délinquance. Nicolas Sarkozy l'a élargie en s'annonçant « président des victimes » à la suite du meurtre par Romain Dupuy en décembre 2004 de deux soignantes à Pau, puis du meurtre de Grenoble d'un passant par un malade en 2008. C'est au nom des « victimes » qu'il impose à la psychiatrie publique la loi du 5 juillet 2011[144] ultrasécuritaire en lien avec les lois de rétention de sûreté et contre la récidive au nom d'une « dangerosité sociale ». La contrainte s'élargit donc à tout trouble mental et comportemental, ce que la loi de juin 1990[145] a déjà préparé en étendant le traitement psychiatrique par contrainte à toute souffrance psychique qui trouble l'ordre public et multiplie les hospitalisations en urgence. L'instrumentalisation sécuritaire s'actualise aujourd'hui en liant la supposée « dangerosité psychiatrique » (statistiquement faible) à une série de lois de lutte

[144] Loi du 5 juillet 2011, *op. cité*, p. 15, note 51.
[145] Loi de 1990, *op. cité*, p. 15, note 51.

contre le terrorisme, la sécurité globale, le séparatisme[146]. Ce sont donc les institutions psychiatriques et la justice indépendantes qui sont l'objet d'un sécuritaire global géré par le ministère de l'Intérieur. La voix policière de Frédéric Péchenard (déjà à l'œuvre sous Sarkozy) appelle à une surveillance généralisée des patients de la psychiatrie, jusqu'à saisir les données du soin par le fichier S des supposés terroristes. L'enjeu au Parlement du vote d'une nouvelle loi sur l'irresponsabilité pénale est donc celui des rapports entre police et justice, mais aussi de l'indépendance de l'institution justice et de l'institution du soin. Le « populisme pénal » ne peut qu'être l'instrument d'une pénalisation au long cours de la société.

Face à ce contexte politique répressif, la défense de la non-jugeabilité des malades mentaux nécessite un nouveau débat sociétal, avant de légiférer sur le rôle, la fonction et le statut de l'expertise, ainsi que sur l'altération ou l'abolition du discernement. À quel moment de la procédure le sujet criminel a-t-il accès à cette expertise, pendant le passage à la Chambre d'instruction ou au début du procès si son état le permet ? L'action et la réflexion en commun de deux institutions indépendantes différentes : le judiciaire et le soin psychiatrique ont déjà une histoire commune avec le Syndicat de la magistrature, la LDH et d'autres collectifs issus de la lutte contre les lois Sarkozy (le collectif Non à la politique de la peur, puis le collectif,

---

[146] Une série de lois annoncées comme protection des libertés républicaines les restreignent en réalité par des dispositifs de surveillance généralisée qui se cumulent. La Loi 2021.646 du 25 avril 2021 sur la sécurité globale introduit la création de polices municipales. La Loi n° 2021.998 du 30 juillet 2021 relative à la prévention du terrorisme et au renseignement, puis la loi sur le séparatisme en cours, luttent contre l'islam radical par un contrôle accru sur le contrat associatif, mais aussi sur la divulgation d'images de la vie d'autrui, qui s'étendent à celles filmant les violences policières.

Mais c'est un homme, avec des organisations de patients). En 2010, le Conseil constitutionnel, saisi par la QPC d'une organisation de patients (le GIA), s'est prononcé, un siècle après la loi du 30 juin 1838, sur l'inconstitutionnalité de l'hospitalisation sous contrainte comme privation de liberté. Il introduit l'autorisation d'un juge judiciaire (le juge des libertés et de la détention), et la nécessité de droit du patient à être soutenu par un avocat. Dans un avis suivant, il a jugé anticonstitutionnelle la contrainte à domicile qui demeure dédiée à un lieu de soin. Ces décisions ont été l'objet du soutien de tous ces collectifs à une judiciarisation qui transforme les rapports entre soins psychiatriques et la place du juge[147]. La lutte contre le « populisme pénal » est donc celle de la défense d'institutions indépendantes de l'État, l'une et l'autre étant menacées par la permanence d'états d'urgence sanitaire et d'enjeux électoraux sécuritaires et identitaires avec la menace d'un essor des idées de l'extrême droite dans la société qui s'est confirmée aux présidentielles et aux législatives de 2022 (le Rassemblement national a 89 députés). Ce sont les libertés fondamentales et démocratiques du soin et de la justice, ainsi que les droits citoyens des patient.es qui sont remises en cause dans leur indépendance. Cette montée de la pénalisation du fou pose la question de l'acte de refus de soin et de sa récusation comme objet clinique et juridique.

La récusation et le refus de soin dans la clinique

L'absence de discernement concerne dans les pratiques cliniques et sociales le refus de soin et sa récusation, deux

---

[147] Ces collectifs ont également soutenu un autre collectif de lutte contre le dépistage des troubles du comportement des bébés, avec Pas de zéro de conduite pour les bébés.

notions qui interrogent ce qui les distingue dans la clinique et la justice.

Dans les pratiques d'accueil et l'accès aux soins, l'éthique soignante de « faire connaissance » travaille le consentement des patient.es, et constate que le refus de soin est une prise de position subjective d'autonomie, adressée à un soignant, où le refus rend compte d'une résistance à parler de l'intime ou à accepter d'être malade sur le plan psychique. La récusation n'est également pas en soi un symptôme pathologique ; sa légitimité juridique est le libre arbitre du consentement aux institutions de la société consciemment récusées comme objet symbolique d'un ordre social dominant et est alors un acte individuel défensif ou politique. Son approche le distingue de ce rejet conscient dans l'écoute clinique du clivage du rapport au réel de la psychose non symbolisable pathologique.

Le refus de soin met au travail dans la névrose la résistance à aborder la dimension cachée inconsciente ou subconsciente[148] de conflits internes du sujet avec ses affects, mais aussi sa socialisation avec ses codes sociaux et culturels. Dans le refus il y a le non-consentement à quelque chose, à quelqu'un, à une position transférentielle possible ou pas sur un thérapeute rencontré pour la première fois. S. Freud le nomme « résistance » dans l'accès au traitement psychanalytique d'une « névrose de transfert », mais

[148] Hector O' Dwyer de Macedo, *La Clinique de Dostoïevski ou les enseignements de la folie*. Éd. Cécile Defaut, 2015. Il l'analyse par la mise en place d'un surmoi cruel dans l'enfance : « Si les parents sont incapables de reconnaître les énormes besoins psychiques du bébé, cela déterminera la mise en place d'un Surmoi cruel, fait d'un mélange d'idéalisation et de persécution. » Les besoins du Moi sont soumis à une exigence cruelle de toute-puissance qui se répète chez toute nouvelle personne rencontrée durant l'enfance et le monde adulte. Le sujet, projetant l'idéalisation et la persécution originaire, le vit comme un refus d'amour venant de l'autre que le sujet s'auto-inflige. Dans ce cas le refus est un acte de désir impossible à symboliser.

dans la « névrose actuelle » où l'excès émotionnel à apaiser est au premier plan, le refus est l'objet d'instaurer une relation de confiance pour accéder à un début du travail de subjectivation qui symbolise la relation au psychiatre. La demande du patient ou de la patiente d'apaisement de l'angoisse est aussi celle d'un « je ne suis pas fou » ou d'un « je n'ai rien d'autre à dire ». Loin d'être un symptôme « négatif », le refus-résistance appelle le « prendre soin » du sujet dans lequel la médication s'ouvre à un relationnel psychothérapique. Cette approche s'oppose donc à la position d'un thérapeute qui se contenterait de la seule médication immédiate objective, réduisant la relation à la seule observation immédiate d'un savoir objectif sur le symptôme. Souvent cette objectivation est démultipliée quand la demande de soin est accompagnée par des tiers mis en souffrance par les symptômes du patient, par exemple à ne pouvoir convaincre l'intempérant à se soigner. Son écoute pose clairement l'importance relationnelle du vécu du tiers, qu'il soit l'entourage familial ou professionnel, qui alimente ou participe du symptôme du sujet avec ses angoisses et sa culpabilité. L'écoute des tiers éclaire de ce fait le symptôme et le travail voué à être dans le soin une ressource possible ou pas. Ce moment élargi d'une écoute de recherche « d'alliance » avec le patient est donc aussi celui du « prendre soin » de ces tiers dont le vécu de « négativité » participe « d'expériences négatives du réel » social et affectif des patient.es et de leur refus de soin.

La récusation rencontre souvent la même incompréhension des tiers qui l'assimile au refus de soin. Or, elle s'en différencie structurellement, car le déni d'un ordre symbolique en crise interroge celui du cadre familial dans le refus du diagnostic de psychose. La récusation psychotique a été analysée par Marcel Czermak[149] comme ce qui

[149] Marcel Czermak. *Patronymies*. Éd. Masson, Paris, 1998.

« éclaire celle du déni comme clivage du moi de défense par rapport à la réalité extérieure, déni non seulement d'une affirmation, mais aussi d'un droit ou d'un bien dont on refuse la légitimité[150] ». L'écoute de la récusation psychotique est alors celle du « négativisme psychotique » où la parole ne s'adresse qu'à son propre monde imaginaire, qui se distingue d'une position de défiance de l'autre symbolisé, « celui qui me fait souffrir » face aux dominations et aux stigmatisations.

L'approche clinique du refus de soin et de la récusation mobilise donc l'éthique soignante « d'être là » dans la recherche du consentement à un soin par le patient – avec quel soignant, quel lieu de soin, quelle approche thérapeutique et quels médicaments –, objet d'une « clinique du consentement ». Dans la psychose l'objet est le temps à prendre en tant que soignant pour être là « sans menace intrusive ». Le « prendre soin » rassurant s'accompagne, dès la pratique d'accueil de l'écoute, d'une cartographie de ressources relationnelles de tiers proches, familiaux ou affectifs, d'une mise en mots d'un contextuel qui est une première approche de l'histoire des identifications parentales et des filiations. L'exemple d'une pratique clinique d'accueil est celui d'une jeune femme amenée par sa sœur au centre d'accueil, inquiète de son « délire ». La patiente récuse toute nécessité de soin tout en acceptant de rester au centre pour la nuit. Le repas pris en commun avec d'autres patients et les soignants, une chambre individuelle et le fait de ne pas proposer de médicaments permettent un début d'apaisement. Le lendemain matin, elle accepte l'entretien avec une infirmière et un infirmier dans lequel elle raconte le mauvais climat de l'université et de ses multiples persécutions, « qui viennent du ciel ». Cette parole délirante est associée à une plainte « de ne pas être

[150] Jean Laplanche et Jean-Baptiste Pontalis. *Vocabulaire de psychanalyse*. p. 115-117.

entendue » par un père invalide. Celui-ci appelle peu de temps après pour avoir des nouvelles. En accord avec la patiente, il lui est proposé de venir l'après-midi avec sa femme et la sœur. L'entretien a lieu le jour même avec le psychiatre et l'infirmière du premier entretien. Avec la patiente sont présents le père, qui est en fauteuil roulant depuis un AVC, la mère, la sœur et une tante (sœur du père) qui loge chez eux. Le père parle avec sévérité des « lubies » de sa fille et met en avant que c'est lui qui est en souffrance avec son état de handicap. Le psychiatre demande alors aux autres membres de la famille ce qu'ils pensent de la situation. La mère se tait, et c'est la sœur qui se plaint agressivement de la maladie de sa sœur qui la gêne dans ses études, mais aussi d'avoir avec elle la tâche de laver les pieds du père tous les jours. La patiente, distante jusque-là, s'anime. La tante prend la parole pour se dire « très dépressive » depuis des années et s'excuse du trouble qu'elle apporte à la maison. Le père prend un air mécontent durant cette série de propos, mais se calme pour dire au psychiatre qu'il est content de cet entretien. La tante fait une demande d'un suivi pour elle. Dans la soirée qui suit cet entretien familial, la patiente critique ses idées d'influence mystique, et se dit prête à retourner dormir chez elle avec un traitement pour dormir et un suivi par une psychologue.

La récusation passagère de soins témoigne de l'ambivalence de la patiente qui récuse être là tout en restant au centre d'accueil, puis dans l'acceptation passive de la proposition de réunion familiale comme quelque chose qui serait hors d'elle tout en étant là. La récusation de défenses psychotiques délirantes cesse après la rencontre familiale, dans laquelle la parole de chacun et chacune montre la réalité d'une filiation symbolique en crise face à un père diminué par les séquelles physiques de l'AVC qui impose à ses deux filles de lui laver les pieds au quotidien. C'est cette imposition qui est l'objet immédiat d'une autre récusation par la patiente et sa sœur, mais sa reconnaissance d'une souffrance partagée avec le silence attentif de la mère et de la tante qui parle de sa culpabilité à être dépressive s'ouvre à l'acceptation de soins. La sœur se dit satisfaite que les choses aient « été mises sur la table », formule qui évoque un possible climat de dévoration dans la famille. La patiente s'anime à l'écoute de ces récits et reconnaît un besoin de soin pour elle. Ce temps « d'être là » du dispositif d'accueil a été une « mise à disposition » (Jean Oury) à partir de sa récusation de soins pour son délire qui donne sens à la défense psychotique de récusation. La tante demande également à se soigner, et la mère qui n'a rien dit est sortie de l'entretien familial avec le sourire.

Cet exemple clinique de la récusation psychotique est évidemment moins accessible dans une psychose déstructurée sans aucun accès au réel, mais le travail contextuel avec la famille demeure un outil clinique qui accompagne une hospitalisation à resymboliser comme un temps nécessaire pour instituer le soin.

Enfin, ce qui appelle la négociation d'un « consentir » ne se réduit pas à un « oui » ou un « non » à entendre de façon littérale, car c'est l'objet d'une impasse de sens de ce qui fait « consentement ». En effet, un « non » peut s'avérer une ouverture à un travail relationnel et un « oui » une fermeture à toute relation soignante. Une approche clinique d'accueil relationnelle précède et accompagne donc tout le travail thérapeutique.

Le consentement et la récusation dans la société sont présents dans toute approche clinique et d'accès aux soins de situations sociales extrêmes de personnes précarisées, vulnérabilisées, en détresse et exclues. La récusation est rencontrée par l'ensemble des institutions d'aide : maraudes de rue, hébergement d'urgence, soins somatiques, droits sociaux. Les intervenants sont confrontés à la penser dans son double registre interne et externe d'une société vécue comme maltraitante, cynique, persécutrice, dont le sujet « n'attend plus rien ». La « défiance » renvoie à une « intériorisation » d'une désaffiliation sociale qui rompt et désymbolise la représentation des structures institutionnelles. Le soin psychique de cette souffrance « sociale » consiste à redonner au patient confiance dans une organisation sociale humaine, solidaire, par une présence commune d'un réseau de multiples intervenants. La récusation de l'accès aux soins de « l'errant » relève ici d'une négociation où l'état du corps est central. La négociation de soins de la dégradation corporelle vise à l'accès d'une structure de soin hospitalière, et pour tous et toutes une mise à l'abri dans un lieu d'accueil social qui rend possible la présence de l'équipe soignante. Ce travail d'accès aux soins a été celui d'équipes psy-précarité dont la médiation avec de multiples associations a traité en permanence le refus et la récusation des soins.

La récusation, objet du juridique

La dimension juridique qui concerne la récusation traite de trois objets différents. Le premier est la décision du Conseil constitutionnel du 26 novembre 2010 qui introduit l'autorisation d'une mesure d'hospitalisation sous contrainte par le juge des libertés et de la détention, la privation de liberté momentanée reposant sur un diagnostic médical. Il en va autrement de la décision du juge des tutelles d'une protection d'actes de la vie civile qui concerne l'incapacité durable de la personne à être sujet autonome, la décision est prise alors en lien avec un conseil familial ou social présent.

À l'opposé le juge des enfants décide d'un placement en institution ou de mesures de protection devant la carence de parents à répondre aux besoins éducatifs de leur enfant. La décision juridique dans les deux derniers cas définit un droit positif de protection de la personne qui s'impose au refus et à toute récusation. Mais qu'en est-il dans la notion juridique de récusation qui différencie le procès civil et pénal ?

Dans les procédures civiles, il est possible pour les magistrats, dans l'assurance de leur indépendance et de leur neutralité, de pouvoir exercer « leur droit à retrait » si des motifs personnels risquent d'influencer leurs décisions (les articles 339 et 340 du Code de procédure civile). Il s'agit alors « d'abstention », on dit que le juge « se déporte ». Mais lorsque l'initiative vient d'une partie ou de son avocat, la procédure se dénomme « récusation ». La recevabilité de la demande en récusation est liée aux exigences d'impartialité, pour éviter que la procédure soit entachée de nullité où aucune régularisation n'est possible. Lorsque le reproche met en cause plusieurs juges de la même formation du Tribunal à laquelle l'affaire a été distribuée, il y a lieu à « renvoi » vers un autre tribunal pour « suspicion légitime ».

Dans les procédures pénales, l'article 668 du Code pénal indique que tout juge ou conseiller peut être récusé pour les causes ci-après :

1. Si le juge ou son conjoint sont parents ou alliés de l'une des parties, et pour le conjoint jusqu'au degré de cousin issu de germain inclusivement. La récusation peut être exercée contre le juge, même au cas de divorce ou de décès de son conjoint, s'il a été allié d'une des parties jusqu'au deuxième degré inclusivement.

2. Si le juge ou son conjoint, si les personnes dont il est tuteur, subrogé tuteur, curateur ou conseil judiciaire, si les sociétés ou associations à l'administration ou à la surveillance desquelles il participe, ont intérêt dans la contestation.

3. Si le juge ou son conjoint est parent ou allié, jusqu'au degré indiqué ci-dessus, du tuteur, subrogé tuteur, curateur ou conseil judiciaire d'une des parties ou

d'un administrateur, directeur ou gérant d'une société, partie en cause.

4. Si le juge ou son conjoint se trouve dans une situation de dépendance vis-à-vis d'une des parties.

5. Si le juge a connu du procès comme magistrat, arbitre ou conseil, ou s'il a déposé comme témoin sur les faits du procès.

6. S'il y a eu procès entre le juge, son conjoint, leurs parents ou alliés en ligne directe, et l'une des parties, son conjoint ou ses parents ou alliés dans la même ligne.

7. Si le juge ou son conjoint ont un procès devant un tribunal où l'une des parties est juge.

8. Si le juge ou son conjoint, leurs parents ou alliés en ligne directe ont un différend sur pareille question que celle débattue entre les parties.

9. S'il y a eu entre le juge ou son conjoint et une des parties toutes manifestations assez graves pour faire suspecter son impartialité.

La récusation, dans le cadre pénal, est donc une « garantie » pour que la justice soit rendue de façon indépendante et dans la neutralité, comme une condition du débat contradictoire où la finalité est la « sanction juste et proportionnée ». Le magistrat peut être récusé en s'appuyant sur des critères précis inscrits dans la loi. Cette différence juridique de la récusation entre civil et pénal n'est pas sans conséquences pour le statut juridique des patients de la psychiatrie. Dans le contradictoire du procès pénal, les libertés individuelles exigent le droit de la défense à la possible récusation du juge par les avocats, mais le patient qui a commis un délit ne peut récuser le juge, et ne peut que plaider les circonstances atténuantes pour son état psychique au moment des faits. Au civil, en cas de poursuites pour faute médicale, le patient peut être partie « récusante ». Dans le pénal, la preuve recherchée est l'établissement des faits et des mobiles, dans le civil la preuve est celle du préjudice subi[151]. La récusation portée par le patient pour préjudice est l'expression du libre arbitre du Code civil qui s'applique à tous comme la loi commune de la société.

Le détour par la norme de récusation juridique dans le civil n'est pas absent dans la pratique de la clinique. En effet, la récusation par le patient concerne le recours à la justice pour faute ou maltraitance médicale. Si dans la clinique la loi symbolique interne du sujet est l'objet du traitement, le soignant reste soumis à la responsabilité juridique de la mise en danger de soi-même ou d'autrui de paticnt.es souffrant en particulier de psychose. Il y a donc un double registre juridique du libre arbitre dans le soin : la protection face à un acte de soin et une protection tutélaire des patient.es établie par la loi de 1968[152]. Le juge des tutelles décide, en lien avec la famille, du statut d'incapables majeurs, de sauvegarde de justice, de curatelle et de tutelle. La réforme de 2007 l'encadre, pour un mineur ou un majeur à protéger, par la nécessité d'un certificat médical dans son recours. La loi de 2019 réaffirme le droit de vote et la subsidiarité de mesures plus douces au protégé sous curatelle. En réaffirmant la présence dans le soin de tiers juridiques qu'est la présence d'un juge des tutelles, d'un tuteur et d'associations tutélaires sociales[153], avec la possibilité de généraliser son recours pour toute récusation psychotique ou refus de soin de la souffrance psychique. Ce recours abusif interroge une éthique de pleine responsabilité des soignants dans le traitement de

[151] Il est important de noter que la récusation juridique ne concerne pas une contestation sur un droit ou une obligation de caractère civil, et n'est pas référée au champ d'application de l'article 6 de la Convention de sauvegarde des droits de l'homme et des libertés fondamentales.

[152] Loi n° 68-5 du 3 janvier 1968, Loi n° 2007-308 du 5 mars 2007, Loi 2019-222 du 23 mars 2019.

[153] Ces lois nécessiteraient un ouvrage en soi.

l'accès à l'autonomie du patient, car si le recours est une mesure passagère de protection dans une approche clinique relationnelle, il ne peut être une mesure permanente qui « naturalise » les « patient.es » dans une irresponsabilité globale de sujet social. Chacune de ces lois tend donc à resituer une conquête de droits des patient.es, dont une réelle émancipation nécessiterait son inscription dans le Code civil.

Clinique de l'exil, être réfugié

Le non-accueil des migrants, réfugiés et exilés, est le réel dévastateur d'un « trauma de plus », une répétition traumatique de tous les traumas précédents. Élise Pestre décrit précisément dans *La vie psychique des réfugiés*[154] la confrontation du réfugié, dès son arrivée, à un parcours du combattant pour accéder au dépôt de sa demande d'asile, puis à l'obligation d'un récit qui fasse « preuve » de persécutions politiques ou de violences subies devant les instances de l'OFPRA et de la CNDA[155] en recours. Or la plupart de ces réfugiés ne sont pas en mesure de faire psychiquement le récit clair objectif d'un réel vécu du départ et des remaniements de la mémoire dans la répétition de violences vécues pendant l'itinéraire de la migration, rendant aléatoire et confus ce qui s'est passé. La mémoire est indécise entre la tentative d'oublier et l'excès de souvenirs. La langue de ce récit est de plus traduite par un interprète, donc un tiers avec ses aléas de sens dans l'interprétation. Il en résulte que plus de la moitié des réfugiés sont déboutés et renvoyés à une « inexistence sociale », entre être expulsés ou devenir « clandestins » et travailleurs sans-papiers. L'approche clinique des vécus

---

[154] Élise Pestre, *La Vie psychique des réfugiés*. Paris, 2019, éd. Petite bibliothèque Payot, essais.

[155] OFPRA : Office français de protection des réfugiés et apatrides, CNDA, Cour nationale du droit d'asile, créés par la loi du 25 juillet 1952.

traumatiques du réfugié se distingue de l'exil volontaire par sa nécessité vitale d'échapper à la mort pour accéder à un lieu où vivre sa vie.

Le mécanisme administratif du non-accueil commence avec la pratique de mettre en attente le dépôt de la demande d'asile qui précède le traitement du dossier, soit un an ou plus pendant lequel se multiplient les évacuations brutales de camps indignes avant d'accéder à un lieu d'hébergement transitoire, discriminant selon le statut du réfugié. Ces hébergements d'urgence, souvent peu formés à l'accueil des réfugiés, sont un sas avant toute orientation et tout éloignement pour tous les « dublinés » (80 % des présents). Le langage administratif en est le symptôme avec sa nomination de « lieux de transit », de centres d'accueil et d'orientation (CAO) ou de centres d'hébergements d'urgences pour migrants (CHUM). Tout incident entraîne « une déclaration en fugue » ou l'envoi en Centre de rétention (CRA). Cette « violence de plus » s'accompagne d'un harcèlement policier quotidien avec souvent la destruction de leurs maigres « biens » et parfois de leurs papiers. L'obligation à quitter le territoire (OQTF) précède toute demande d'asile pour la plupart d'entre eux.

Ce harcèlement commence dès le passage de la frontière avec la « criminalisation » de la partie de la population qui vient en aide à ces réfugiés, assimilée abusivement aux mafias de « passeurs » qui en sont sa marchandisation. Le contexte « sécuritaire » de ces interventions participe d'un « état d'urgence » permanent, décrété par les gouvernements successifs, qui amalgame « l'étranger » au contexte d'actions terroristes d'un islamisme radical. Véritable coup de Trafalgar contre les droits humains, ces violences de plus ne peuvent qu'aggraver les « effrois » subis par les migrants tout en disqualifiant la valeur humaine solidaire de tous ceux qui tentent de les accueillir.

Le contexte de ce non-accueil est que chercher refuge est aujourd'hui l'actualité mondiale de plus de 20 millions de personnes, dont 2,5 millions sont aux portes de l'Union européenne. Les causes de cet exode de populations sur les routes et les mers sont multiples, que ce soit à la suite de guerres locales ou régionales, de répressions politiques, de conflits ethniques ou d'événements climatiques, mais aussi de la misère issue de la destruction de la vie traditionnelle. Pour les femmes s'ajoutent les violences conjugales, claniques et religieuses. Cet état des lieux est en grande partie le produit de l'économie globalisée du capitalisme néolibéral qui introduit une nouvelle forme de domination économique et politique néocoloniale qui prolonge l'histoire des colonisations précédentes. L'histoire du colonial a en effet imposé sa propre géographie par un découpage de nations fictives, déni de l'histoire spécifique des peuples. En Afrique, la « décolonisation » et l'accès à l'indépendance dans les années 1960 ont établi des souverainetés restées soumises à un néocolonial qui soutient et corrompt les élites d'une nouvelle bourgeoisie locale ou des régimes autoritaires. La poursuite du pillage des matières premières par les entreprises d'empires coloniaux est celle d'entreprises d'un marché global rejointes par la Chine et la Russie, dont la domination détruit les cultures traditionnelles et leur économie de subsistance par leur transformation en économie d'agriculture industrielle. Il en résulte l'appauvrissement et la précarisation des modes de vie traditionnels et la migration vers les villes et les autres pays, puis vers l'Europe, pour échapper à la misère en quête d'un refuge où vivre. Les migrations participent d'une crise écologique générale de la planète avec ses catastrophes naturelles et humaines (guerres locales et épidémies, destruction des forêts) qui mettent en crise un vivre dignement avec ses ressources locales et les valeurs culturelles. La demande d'asile est donc la conséquence de causes multiples politiques qui s'additionnent, de femmes qui tentent d'échapper à des violences coutumières ou d'homosexuels qui fuient des répressions mortelles de leurs choix sexuels. Le réfugié, pour échapper à la mort dans son pays, « risque sa vie pour vivre ». Les dizaines de milliers de morts sur les routes, les déserts, les mers et les frontières en incarnent la réalité mortifère. En Asie et au Moyen-Orient, ce sont des guerres où un régalien religieux et économique est la réalité d'une barbarie quotidienne, avec les soutiens militaires aux enjeux politiques de ces mêmes puissances et entre elles.

Les réfugiés, loin d'être l'objet d'une « crise migratoire », sont l'objet d'une « crise majeure de l'accueil ». Les États de l'Union européenne en sont le bras armé régulateur, au mépris de leurs propres valeurs constitutionnelles et démocratiques. La création de l'espace Schengen en est l'outil politique, car s'il instaure en son sein la liberté de circulation des marchandises et des hommes, il produit son « déni » pour ceux venant de l'extérieur. En effet, les procédures dites de Dublin imposent le dépôt de la première demande d'asile dans les pays d'entrée, les laissant en première ligne sans réelle solidarité européenne. « Être dubliné » est en permanence « être renvoyé » vers ce premier pays d'arrivée où ont été laissé ses empreintes digitales, une procédure de tracing et de renvoi indigne. Sa pseudo-légitimité repose sur le critère administratif de tri et la notion absurde de « pays sûr » d'origine, dont l'hypocrisie relève plus de relations diplomatiques et commerciales que de réalités humaines et politiques. Cette procédure de tri fabrique un « étranger », « un réfugié à éloigner » par une interprétation biaisée de la Convention de Genève de 1951[156]. En effet, si celle-ci

---

[156] Convention de Genève du 25 juillet 1951 relative aux réfugiés. Elle définit le réfugié comme celui qui est persécuté dans son pays « du fait de sa race, de sa religion, de sa nationalité, de son appartenance à un

traite à la sortie de la Deuxième Guerre mondiale des réfugiés politiques et des « déplacés » de la guerre, son article 2 prévoyait l'accueil de tous ceux qui cherchent refuge et ne supposait pas le critère par la « preuve ». Sa réalité juridique demeure pour les réfugiés politiques. Pour les autres l'accueil est le titre de séjour subsidiaire référé à des critères humanitaires à géométrie variable, dont la réalité est un tri économique et politique du marché dans ses besoins de main-d'œuvre « conjoncturels » ou un argument électoraliste « sécuritaire ». Sa répression réintroduit la militarisation des frontières de l'UE (Frontex) et entre ses États, avec ses multiples murs et ses camps de rétention (*hot spots*), ses « no man's land » frontaliers et ses zones de non-droits[157]. Le réfugié est ainsi mis en errance de camp en camp, de pays en pays, soumis à des contrôles policiers incessants dans chaque pays. Cet état des lieux « géopolitique » met l'espace politique européen en crise par la régression démocratique des droits de l'homme et du citoyen dans chaque pays.

La singularité française est d'être en rupture avec sa propre histoire des idéaux de la « patrie des Lumières » et « des droits de l'homme », valeurs symboliques démocratiques et universalistes qui ont été le principe d'hospitalité citoyenne de la Révolution française de 1789. La rupture

---

certain groupe social ou de ses opinions politiques » (art. 2) et assimile « au traitement le plus favorable » la migration de travail (art. 17-3) qui ne pourra être expulsé vers son pays (art. 33). Établie dans l'après-Deuxième Guerre mondiale, elle a rassemblé les États pour traiter les « déplacés » de la guerre puis les réfugiés venant du bloc communiste de l'Est. Dans ce contexte, la convention de Genève ne distingue pas réfugiés politiques, déplacés et migrants économiques, pays sûrs ou pas.

[157] Un des aspects actuels de ce contrôle est la tentative de déplacer la frontière dans les pays limitrophes de l'UE par le triage de l'entrée des réfugiés et des accords avec des régimes autoritaires comme la Turquie d'Erdogan ou de pays d'Afrique dépendant de l'aide économique ou militaire.

historique avec ces valeurs a commencé avec la notion de « nationalité » qui, à partir de 1792, introduit celle de l'étranger comme « ennemi du peuple » et la « défense de la nation » face aux guerres déclenchées par les autres puissances européennes contre la Révolution. L'abandon de l'hospitalité citoyenne est celui de la création de l'État moderne du Premier Empire napoléonien où le principe républicain « d'universalité démocratique » est transformé en « universalité civilisatrice[158] ». Cette régression démocratique en colonial civilisateur demeure, avec ses colonisations et ses migrations de travail à fabrication permanente de clandestins et de sans « sans-papiers ». La violence de la sélection et du renvoi-déportation des « dublinés » alimente et s'alimente de ce refus « identitaire », dans un contexte économique durable de précarisation généralisée des populations soumises aux politiques d'austérité. Aujourd'hui comme hier l'accueil est conditionnel et le « non-accueil » celui d'une idéologie de « la peur de l'étranger » qui alimente le discours programmatique d'un repli national avec ses dérives xénophobes et racistes. Le thème de son instrumentalisation électoraliste est la figure fantasmatique de l'étranger comme menace identitaire d'un homme « en trop ». La France, comme nombre de pays européens, n'est pas sortie du colonial, dont l'actualité de l'économie et des empires est aussi celle de la Russie et de la Chine.

---

[158] Or la valeur d'universalité démocratique a été un des moteurs des luttes anticolonialistes et des indépendances au XXe siècle, dont nombre de migrants et d'exilés actuels se réclament. Le principe devient civilisationnel dès l'empire napoléonien avec la répression d'un soulèvement populaire à Haïti.

L'exil, approche clinique de la condition humaine

L'exercice clinique du praticien en médecine ou en psychiatrie qui reçoit ou va dans les camps pour apporter des soins vitaux se confronte donc à ces « hommes en trop » dans une dimension humaine indigne. La reconnaissance de l'humanité des migrant.es est donc le premier acte thérapeutique, car ne pas être reconnu avec des papiers est central dans le vécu traumatique. « Être là » pour le réfugié institue la confiance relationnelle dans le traitement de ses symptômes émotionnels somatiques et l'accompagnement de sa demande d'asile. Sa temporalité accompagne la première écoute de souffrances corporelles qui expriment le besoin de soins psychiques.

La première difficulté relationnelle pour le clinicien est l'écoute de l'effroi émotionnel du réfugié, qui le confronte à son propre effroi à l'entendre et à sa capacité à le recevoir qui rendra « fiable » son écoute du récit et l'accès à une relation subjective. La seconde suppose d'investir la temporalité d'un entre-deux culturel de langues à traduire et interpréter pour accéder au sens des symbolisations culturelles différentes de l'autre. Instituer cette approche clinique relationnelle permet de donner sens à l'histoire d'événements intimes qui a amené le réfugié à s'exiler, à migrer, à trouver refuge. Cette écoute clinique d'une parole aux contenus remaniés par les vécus traumatiques de la migration inaugure une première subjectivation possible du trauma, de « l'oubli » ou du « trop de souvenirs ». Ce cheminement relationnel de recherche de sens est un moment d'élaboration d'un récit de « besoins pratiques » juridiques convaincants pour être reconnu « demandeur d'asile » avec des papiers pour vivre et travailler en paix comme exilé lors de son audition à l'OFPRA puis à la CNDA. La clinique institue une transition d'humanité de sortie ensemble du réel mortifère du non-accueil, afin de rendre les réfugiés visibles et lisibles. L'écoute clinique s'ouvre à une suite psychothérapique qui traite de son histoire intime avec ses propres avatars tout en commençant un travail psychique d'acculturation.

L'accès à la consultation mobilise d'ailleurs souvent d'autres migrants ou des intervenants associatifs solidaires présents dans le « prendre soin » de la première demande d'aide médicale concrète qui est une ressource à reconnaître.

L'action d'accéder au soin avec ses tiers a été l'expérience d'un collectif sur un camp[159] qui a permis de préciser le rôle structurant des intervenants d'une veille sanitaire et globale. Prendre « le temps d'un accueil alternatif » entre solidaires avec les migrants a nécessité une organisation collective de l'espace qui repose sur les « besoins pratiques » vitaux du réfugié. L'organisation du camp met en œuvre une prise de parole et de décisions en assemblée générale AVEC les migrants afin de structurer en commun ce qui se passe, organiser une circulation fluide entre les tentes, la mise en place de toilettes et douches, l'installation de poubelles régulièrement vidées, la planification des repas apportés par des associations bénévoles ou des particuliers, l'institution de cours de français quotidiens et des moments festifs. Ces « besoins pratiques » ont mobilisé les soutiens solidaires dans de nombreuses démarches et manifestations avec les migrants, pour exiger auprès de la Mairie de Paris la mise en place de cette organisation et le passage des autorités pour enregistrer les demandes d'asile. Le but d'une mise à l'abri, revendiquée avec les migrants, a été la préparation d'une évacuation humaine et non policière vers des lieux d'hébergement et de soins.

L'intervention du « psy » avec le bus de Médecins du monde s'est inscrite dans cette démarche. Sa présence par une « maraude » dans les différents espaces du camp avec

159 Le camp sur le quai d'Austerlitz durant l'année 2015.

un(e) interprète, a permis une première écoute de « faire connaissance » avec le et la migrante ou un groupe de migrants et leurs besoins de soin somatiques et psychiques. Les passages quotidiens instituent ainsi un espace de parole individuelle et de petits groupes, qui traite de douleurs physiques et psychologiques, et un « prendre soin » qui établit la confiance. Sa permanence a permis un suivi dans le temps vers des lieux de soin thérapeutique du commun en dehors du camp. Cette présence inconditionnelle s'est avérée la qualité même de ce qui institue tout accueil.

Loin du répressif des discours sécuritaires, l'expérience d'intervention sur les camps dans leur diversité a été cet accueil inconditionnel à construire dans une temporalité longue, que ce soit sur le camp d'Austerlitz ou d'autres camps spontanés. Elle est aujourd'hui confrontée pour leur quasi-totalité aux évacuations policières systématiques vers une « mise à l'abri » de lieux d'hébergements de transit de courte durée, répression au quotidien qui va de Calais à la vallée de la Roya où ceux qui viennent en aide aux réfugiés sont déclarés « délinquants » et poursuivis pour « délit de solidarité ». Ce constat effroyable du quotidien crée une crise humanitaire, aggravée depuis deux ans par l'abandon de toute protection avec l'épidémie du Covid-19.

L'approche clinique du praticien en médecine ou en psychiatrie est donc un engagement éthique de solidarité et d'alliance avec le migrant ou la migrante, dont rendent compte les situations suivantes. Leur présentation a nécessité trois choix méthodologiques spécifiques recentrés sur le psycho-trauma sans le référer à la catégorisation classique diagnostique des situations précédentes de secteur psychiatrique. Si l'anonymisation est commune, chaque situation se présente à partir d'éléments qui se retrouvent dans d'autres situations semblables, et sa description du symptôme la réfère uniquement au pays d'origine, à ses cultures traditionnelles ainsi qu'à la langue parlée. Le deuxième choix a été de séparer la temporalité de l'espace de consultation (dans le cadre d'un lieu d'orientation des réfugiés où l'accueil de passage est unique ou autorise au mieux deux consultations) de celui de l'accès aux soins et d'un suivi dans l'humanitaire. Leur point commun est l'écoute relationnelle immédiate du symptôme émotionnel du trauma pour accéder à un réel travail clinique sur la subjectivité de la personne qui nécessite la reconnaissance de la légitimité humaine du migrant à être là dans une temporalité plus longue. Le troisième choix a été de décrire séparément sur le plan culturel les situations d'hommes et de femmes, car la souffrance de l'être n'est pas la même dans ce qui déclenche la migration et la demande d'asile. Chez les hommes, le trauma central est d'abord ne pas avoir de papiers, avec la difficulté à déposer une demande d'asile ou un recours après avoir été débouté. Le prendre soin est centré sur le soutien juridique, moment qui instaure un début de confiance pour permettre au réfugié d'évoquer les raisons du départ et de réaliser une vie d'homme qui a été « barrée » au pays. Les hommes déposent en priorité une demande d'asile politique. Chez les femmes, l'asile politique est peu évoqué, car la migration est le plus souvent liée à des violences coutumières et religieuses, les viols ou un mariage imposé au sein de la famille. Le départ se fait avec un enfant ou avec des enfants laissés chez un parent ou une amie, pour échapper à la fatalité des violences de la société d'origine. La demande d'asile est d'abord la protection corporelle et psychique concrète et centrée sur les besoins pratiques d'organisation de l'existence. La crainte majeure qui domine est d'être rattrapée et tuée par un mari ou un parent qu'elles fuient. J'ai délibérément choisi de présenter à part les situations de mineurs isolés, car la rencontre dans un entre-deux culturel se conjugue au problème d'un accès au monde adulte en crise. Des situations de pratiques cliniques en montrent la pertinence.

1- L'écoute de « primo-arrivants » dans l'espace et le temps d'une consultation unique du centre de mise à l'abri et d'orientation pour hommes demandeurs d'asile (CPA), mis en place par la mairie de Paris et organisé dans un espace spécifique par le Samu social avec Médecins du monde. Si la fonction du centre de mise à l'abri est un soulagement pour les réfugiés, ses critères d'orientation administrative d'un tri vers des structures d'attente différentes, selon l'accessibilité ou pas à la demande d'asile, perpétuent d'abord l'incertitude pour la suite. La première écoute clinique par le praticien est celle d'un homme confronté à cette incertitude (sans accéder selon son statut à l'indemnité d'aide à la demande d'asile (ADA) comme besoin pratique d'existence) et permet de repérer les besoins d'accès aux soins et d'orienter vers un service d'urgence hospitalier en cas de nécessité médicale ou de proposer un suivi dans un cadre humanitaire. Ce temps d'écoute clinique par le médecin généraliste et le psychiatre, avec la présence d'interprètes, est celui de langues et de mondes culturels inconnus d'hommes afghans, iraniens, irakiens, soudanais, somaliens, érythréens et éthiopiens. Ce cadre est un moment d'humanité, d'écoute clinique immédiate du trauma dans sa répétition traumatique, mais sans lendemains d'accès pour un grand nombre à la continuité du soin.

Ainsi, un Afghan qui parle le farsi évoque la perte de son père dans les combats contre les talibans, *« la guerre dure depuis toujours »*. Lui-même a été « menacé par les talibans » et a quitté l'Afghanistan avec sa famille. Il migre à nouveau vers l'Europe, après quatre ans en Iran, pour échapper à l'enrôlement par les milices chiites pour combattre en Syrie. Depuis peu en France, après un séjour prolongé en Belgique, il consulte pour des « flashs » en journée et des « cauchemars » nocturnes référés aux violences subies, l'envie soudaine de crier, qui sont autant de symptômes psycho-traumatiques. Un autre Afghan,

26 ans, se présente en souriant et en disant *« pas de problème »*. À la question « qu'est-ce qui se passe », il dit *« ne pas être lui-même »* et *« pas en vie »*. Il a déjà été traité pour des vécus dépressifs, mais ici il ne se sent pas protégé. La « peur » des autres demeures, et *« l'empêche de dormir tranquillement... sans amertume dans la bouche »*. Son départ d'Afghanistan est lié aux menaces des talibans contre son père et sa famille. Avant d'être ici, il a dormi dans la rue pendant 25 jours avec d'autres Afghans avec qui il ne s'entendait pas. Dubliné, il attend l'été 2018, car il aura les 18 mois nécessaires pour refaire une première demande d'asile. Il sera orienté le lendemain vers une structure d'hébergement hors de Paris. Un Irakien a fui les persécutions des milices chiites dans son pays et consulte pour des « maux de tête » et des « troubles du sommeil ». Il parle d'une dépression qui a déjà été soignée en Irak. Ayant accepté le suivi dans un CMP à la suite d'une hospitalisation en psychiatrie liée à un passage à l'acte agressif lors d'une altercation, il prend un traitement antidépresseur et neuroleptique, mais dort dans la rue.

Pour chacun de ces hommes, la première écoute est un début d'accueil humain qui a permis de parler de vécus traumatiques et des circonstances de la migration à partir d'une demande de consultation d'un médecin généraliste. Cependant, la méfiance et la peur demeurent, dans ce cadre d'hébergement, avec ses conflits interethniques, mais aussi la confrontation à la production d'un récit comme « preuve » à présenter à l'OFPRA. L'institution du soin dans le passage se différencie donc de la pratique vers les sans-abris[160] où ce passage institue un « prendre le temps » et « prendre soin ». Penser ici son alternative a été le prolonger vers un accueil inconditionnel, en lien avec l'équipe de veille sanitaire de Médecins du monde sur les camps, par la mise en place d'un temps d'accueil collectif

[160] Jean-Pierre Martin, *La Rue des précaires*. *Op. Cité*, note 57, p. 25.

dans ses locaux (CAOA) où se traite une orientation de consultation médicale, psychiatrique, sociale et juridique, la souffrance première étant d'abord l'incertitude d'être sans-papiers. Dans ce cadre institutionnel s'instaure un début de suivi psychologique de vécus traumatiques accumulés, dont la répétition est aggravée par une politique gouvernementale de non-accueil, en lien avec le médecin généraliste et le conseiller juridique (collectif d'avocats). Ce temps d'accueil dans un espace vivant redonne confiance humaine et un accès aux soins étayant les démarches vers la demande d'asile. L'accès à la subjectivation symbolique de l'accueil a permis le plus souvent de traiter la dimension psycho-traumatique pour la majorité des réfugiés et d'accompagner le trauma de plus de ne pas avoir de papiers. Chaque obtention est fêtée dans le groupe. La limite de cette approche est une désorganisation de la pensée durable qui nécessite sur le plan thérapeutique de passer la main à un service de psychiatrie comme cadre soignant quand l'hospitalisation est possible. L'approche clinique montre la nécessité d'une continuité soignante qui suppose d'avoir obtenu l'asile, ce qui n'est plus le cas dans la crise actuelle du système de santé et en particulier en psychiatrie.

L'exemple d'un jeune soudanais en montre les impasses. Accédant à l'accueil, il reste à l'écart du groupe et demande à parler seul avec un médecin. L'ambivalence d'être dans ce lieu qu'il appelle « hôpital » est au premier plan. La difficulté à donner sa date de naissance en arabe est associée à l'incompréhension de « ce qui se passe » ici. Sa demande de soin est « de faire cesser le trouble » de ce qui est arrivé au Soudan et l'a mis en migration. Revenant d'un travail au Darfour, il a été contrôlé par l'armée, interrogé, frappé, torturé pour avouer ses liens avec la rébellion du Darfour, et emprisonné. *« Je ne comprenais rien à ce qui se passait. »* Depuis il a des insomnies, des cauchemars et l'inquiétude permanente de ce qui se passe, mais il associe sans transition : *« Je suis bien quand j'ai quelque chose à faire »*, sans cohérence de narration. Tous les entretiens qui suivent montrent l'impossible subjectivation de ce « ce qui s'est passé » à la sortie de prison, de sa fuite vers la Libye, où il a travaillé pendant un an et demi avant d'être à nouveau emprisonné sans savoir pourquoi. Face à la question « qu'est-ce qui s'est passé en Libye ? », il pleure, puis dit avec colère *« ils ont cassé ma vie »* et parle d'idées suicidaires. Arrivé en France par l'Italie, renvoyé une fois vers ce pays où il « n'a rien à faire », il est revenu par la montagne pour se retrouver dans un centre d'hébergement. Un malaise a entraîné son hospitalisation pour une suspicion d'hématome sous-dural lié aux coups reçus en prison. Une consultation en neurologie (à ma demande) infirme ce diagnostic et lui prescrit des antidépresseurs. Lors de l'entretien suivant, il pleure, se dit fatigué, demande des soins, ne comprend pas l'ordonnance prescrite et n'a pas pris le traitement. À la question sur sa situation administrative en France, il répond par une demande de soins ; quand on lui demande « quels soins ? », il parle d'avoir des papiers. Toute démarche sociale ou administrative que l'ambivalence de la désorganisation de la pensée fait échouer déclenche des vécus persécutoires d'atteinte à ses droits, lui, disant de l'aidant « qu'il arrête d'intervenir dans ma vie » ; ils sont entrecoupés de « pertes de connaissance » où l'hospitalisation ne décèle aucun trouble neurologique. Après-coup, il n'en a plus de souvenir et s'en remet aux assistantes sociales et à la conseillère juridique pour engager des démarches vers une nouvelle demande d'asile. Médecins du monde est le refuge de cette ambivalence désordonnée où se « sentir bien » associe « dormir trop avec les médicaments ». Le lieu refuge est en permanence traversé par ses *acting-out* quand une relation commence à s'établir. Cependant, dans un entretien plus apaisé, il peut reprendre l'événement traumatique initial de son arrestation au Soudan. Travaillant avec son père sur un chantier au Darfour, l'ingénieur demande au père de monter sur un pylône pour réparer une panne, ce qu'il refuse, car il y a encore de l'électricité, mais lui, monte, et après quelques mètres se sent électrisé. Après être descendu, il accuse l'ingénieur d'avoir voulu le tuer. Le contrôle militaire et l'emprisonnement viennent à la suite de cette altercation. Le récit nomme un persécuteur initial qui se réactualise dans la répétition du trauma de confrontation à la mort, le clivage du réel comme mode de défense face à la néantisation. La désorganisation de la pensée pose la question d'un état post-traumatique qui se dissocie dans la recherche éperdue d'une protection dans un pays dont il ne maîtrise pas les codes, mais aussi la séparation du lien à la mère. Le « refuge de substitution » humanitaire est revendiqué sans qu'il puisse y accéder. Par la suite, ayant obtenu l'asile en France, grâce à l'aide de la conseillère juridique de Médecins du monde, il devient agressif avec elle et échappe à tout suivi. Il continue à se dire « dubliné », avec la peur d'être renvoyé en Italie, et se marginalise dans une vie à la rue en lien avec un groupe de toxicomanes. Avoir des papiers n'a pas symbolisé la réalité de son statut et devient lui-même objet persécutoire. De retour à la consultation après deux ans d'absence et une hospitalisation en psychiatrie, il ne peut donner le nom et le lieu, mais évoque la maltraitante de ses droits. La désorganisation demeure malgré le fait d'avoir réussi à accéder à une formation et à s'exprimer avec difficulté en français.

Trouver refuge dans un accueil milieu-vivant permet un rapport de confiance pour commencer à symboliser une suite dans l'accès à la demande d'asile et la recherche d'un lieu où vivre avec son avenir. Le groupe collectif d'accueil permet le premier acte clinique à visée thérapeutique. La demande de soin passe par ce temps d'être ensemble dans des activités communes avec la possibilité d'accéder à un psy, à un médecin généraliste et à un conseiller juridique en présence physique de l'interprète. Le suivi institué d'une consultation psy montre que symboliser est plus accessible pour ceux dont la migration est la conséquence d'un engagement politique, tout en constatant l'aléatoire de la reconnaissance « d'être réfugié politique » pour obtenir l'asile.

Ainsi, un réfugié politique de Guinée-Conakry migre à la suite de sa participation à une manifestation politique d'opposition. Arrêté par la police, emprisonné et torturé pendant un mois, le premier entretien est dominé par la plainte de son corps martyrisé : *« Je me sens mal, je ne sais pas ce qui m'arrive, j'ai mal partout (me montre la région cervicale et les membres), j'ai des problèmes qui ont commencé avec la torture par des décharges électriques »* et garde des brûlures et a des difficultés à uriner : *« Je n'arrive plus à manger... mon corps est devenu je ne sais quoi. »* Le sommeil est incertain avec des cauchemars et le jour avec des flashs de scènes de la torture. Il est venu en France en avion avec « quelqu'un », mais n'a pas d'argent. Bien que domicilié par France Terre d'Asile (dossier de demande d'asile), il dort dans la rue d'une ville de banlieue. Au deuxième entretien, il décrit sa situation sociale au pays (il a le bac et est comptable de formation) et évoque sa famille restée en Guinée (femme et deux enfants), avant de reparler de la torture : *« j'ai perdu connaissance et ne me souviens plus de ce qui s'est passé »*, mais il se remémore son arrestation, la prison insalubre et les traces douloureuses qu'elle laisse dans son corps. Les cauchemars sont centrés sur ce contexte plus que sur le vécu de la torture elle-même. Depuis son arrivée en France, un médecin lui a prescrit une pommade qui apaise les séquelles de ses blessures. À ma proposition du diagnostic de psycho-trauma qui rend compte des vécus psychiques de tortures subies sur son corps et d'un suivi régulier, il m'écoute attentivement et accepte. Les entretiens suivants se recentrent toujours sur la description de sa situation précaire qu'il vit avec honte. Il dort dans la rue, mais résiste corporellement sur le plan des habits et de la propreté tout en ayant des difficultés à se nourrir, « effrayé » de se déplacer sans titre de transport : *« j'ai peur de l'uniforme des contrôleurs »*. À mon interprétation sur l'uniforme qui associe contrôleurs et tortionnaires, il demande conseil sur les démarches à faire, dont le suivi lui permet de trouver un hébergement pérenne dans un hôtel et la possibilité de prendre des repas aux Restos du Cœur. Je le félicite régulièrement sur l'efficience de ses démarches, en particulier pour son inscription à un cours de formation et à Pôle Emploi. Il commence à se sentir mieux malgré la persistance de la peur de sa situation irrégulière et des cauchemars. Si la tête lui « fait mal » et « le ventre chauffe » il arrive à penser les effets du trauma : *« la télé me fait réfléchir et repenser (actualités sur la Guinée) »*, mais les douleurs l'inquiètent quant à ce qui se passera quand il retrouvera sa femme. Il remarque que ses douleurs s'exacerbent et s'étendent dans le dos, les membres et le ventre, dans les moments de découragement. Son propos *« je me sens affaibli »*, mot qu'il associe à l'humiliation subie, lui permet de se souvenir qu'*« avec la torture j'ai ressenti un sentiment d'impuissance... J'ai toujours peur, je pense trop, il faut évacuer ce truc-là... je fais des cauchemars la nuit malgré une pommade du Mali (prescrite) par un Chinois... j'ai peur d'être fou, de rester comme ça, que le corps disparaisse... on dirait que quelqu'un vient me soulever pour me prendre »*, ce qui énonce clairement une angoisse de perte du contrôle de son corps. Sur mon insistance, il entreprend un travail avec un kinésithérapeute, avec qui il évoque le trauma « sur la tête » pendant la torture. Cette reconnaissance du travail fait ensemble le met en confiance. Il me montre sa carte de son parti et sa carte d'électeur en Guinée, et peut alors aborder les circonstances de la manifestation où il a été arrêté : *« j'étais avec un ami qui a été tué dans la ma-*

nifestation, puis il y a eu des barrages militaires, on courait et maman courait vers nous ». « Les cauchemars c'est comme une caserne », parole qui nomme le deuil de son ami et la crainte vécue pour sa mère. Sa situation d'accueil en France évolue : il a l'Aide médicale d'État, la carte Vitale, a déposé son dossier à l'OFPRA et recherche un contrat de travail. Les symptômes traumatiques sont encore présents, mais reliés à des vécus pénibles actuels : *« Ça chauffe dans mon corps, les paumes et la plante des pieds, et sur les lèvres... nous sommes trois dans une chambre, je dors mal et tardivement, tout mon corps est chaud la nuit, mais je peux contrôler dans la journée. »* Globalement il se réapproprie sa situation sociale : séances de kiné, bilans biologiques et va jouer dans une équipe de football avec une association à Créteil. Le travail psychothérapeutique a accompagné sa régularisation comme demandeur d'asile politique.

Ce désir symbolisé d'avenir est également celui d'un jeune soudanais qui fuit le cauchemar de « la guerre est partout ». Il n'a laissé ses empreintes nulle part et accède d'emblée à une demande d'asile politique sans être dubliné. Débouté à OFPRA et dans le recours à la CNDA, il tente un recours à titre subsidiaire pour soin qui n'avance pas. L'écoute est celle d'un jeune « éduqué » dont l'engagement parle d'un vécu traumatique politique et qui a appris le français en un an et le pratique dans l'entretien. L'ambivalence subjective est ici de penser à un retour au Soudan tout en le considérant comme impossible. Le projet d'avenir de rester en France est d'écrire son histoire et une pièce de théâtre. Le bagage culturel permettrait une approche psychothérapique, mais sa situation administrative le fait hésiter à l'entreprendre. Ce jeune soudanais parle donc de réussir un exil forcé avec un réel projet d'installation avec l'ambivalence de la question du retour.

Pourquoi ce traitement inégalitaire dans la demande d'asile politique, alors qu'elle ne prête pas à confusion ?

L'un et l'autre sont des jeunes éduqués qui accèdent à la symbolisation d'un thérapeute et intègrent progressivement les codes sociaux de la société d'arrivée. Obtenir l'asile se confronte donc à l'aléatoire de la reconnaissance du statut de réfugié politique de la convention de Genève de 1951.

Ce questionnement se retrouve dans l'accueil à titre « subsidiaire » de la migration en famille avec des enfants. Un Tchétchène a migré avec sa femme et ses quatre enfants. Policier pour avoir « un travail et son salaire », il a été confronté à la répression du « terrorisme » islamique et l'exil est d'abord le trauma d'atrocités vécues menaçantes et de la crainte d'être tué. Après plusieurs mois passés en Allemagne sans obtenir l'asile, lui et sa famille se réfugient en France. Hébergés à la CAFDA[161] et les enfants scolarisés, la psychologue de cette institution l'oriente vers une consultation psychiatrique. Durant les deux premiers entretiens, il est abattu et pleure, ne répondant que par monosyllabes aux questions posées, traduites par l'interprète présente, une femme. Au troisième, l'émotionnel semble surmonté, car il parle de cauchemars et d'une hallucination auditive dans la journée (un bruit de mitraillage) qui l'empêchent de dormir. Sur sa famille, il dit ne pas souhaiter la présence de sa femme à l'entretien, car elle est nerveuse et laisse entendre qu'elle n'était pas d'accord pour quitter le pays, évocation qui le met à nouveau en larmes. Aux entretiens suivants, il dit spontanément aller mieux avec le traitement (antidépresseurs, somnifères), mais le bruit de mitraillage est toujours présent dans l'oreille gauche en journée (un bilan ORL ne va rien montrer d'organique) ; il décrit des hallucinations : *« des bruits, quelqu'un parle »*, des « pensées l'envahissent » et des problèmes de mémoire. L'oubli est littéralement ici de ne pas se souvenir de ce qu'il fait dans

[161] CAFDA, Centre d'accueil des familles en demande d'asile.

la journée, mais la difficulté est subjectivée : *« j'ai honte de raconter »* et il a parfois *« des idées de suicide »*, *« je pense à ma famille et ça s'arrête »*. Il ne se sent pas tranquille et montre des taches bleues et rouges sur ses genoux sans commentaires, refuge corporel d'une parole par ailleurs limitée par la langue (traduction téléphonique) ? L'avenir la laisse pessimiste : *« je pense que je n'apprendrai pas le français »*, associé au peu d'espoir de solution, car il est dans la procédure Dublin. Cependant, il s'est mobilisé pour trouver un médecin russophone qui le suit sur le plan somatique pour un problème de foie. Après avoir vu à la télévision un reportage sur la Tchétchénie, il décrit plus précisément ses hallucinations : *« des morceaux de corps disséminés »*, associées à *« un ami qui a été tué devant lui dans les combats »*. Parler la mort de cet ami crée un apaisement physique, un soulagement immédiat manifeste. Dans la nuit qui suit un arrêt des hallucinations. Il reprend une vie sociale et précise : *« J'arrive à m'occuper de mes enfants. »* L'écoute psychothérapeutique a permis de nommer le deuil de cet ami mort près de lui et de réinvestir sa place de père. Les taches bleues et rouges ont disparu.

Le contexte de la guerre est également celui d'un Nigérian de langue anglaise qui consulte après le décès de sa femme, il y a deux semaines, à la suite d'un cancer du poumon. Partis ensemble du Nigeria en France il y a quatre ans, ils ont échoué dans la tentative à Calais de passer en Angleterre. La décision de rester en France les a mis dans des dispositifs séparés entre hommes et femmes, et l'enterrement de sa femme a été pris en charge par une association de soutien aux femmes migrantes (Altaïr). L'entretien à l'OFPRA n'a pu aller à son terme, car *« j'étais très fatigué et je dois être reconvoqué »*. La demande de consultation est la « dépression » du deuil, mais aussi *« d'entendre des voix inconnues »* en permanence, associées à des *« visions de sa femme mourante »* en journée et dans le sommeil. Le contenu persécutoire des voix est celui des frères de sa femme *« qui l'accusent de la mort de celle-ci »*. Dans l'entretien suivant, ces hallucinations se sont atténuées avec le traitement, mais il supporte mal l'antidépresseur tout en prenant le somnifère. Des maux de tête sont apparus qui le rendent « faible », mais l'élément dominant positif reste cependant sa situation, qui a évolué : il a un récépissé de six mois et un avocat. Bien que se disant en confiance, il ne souhaite pas engager un suivi. La thématique culturelle de possession par des voix est ici présente, mais diminue chez cet homme qui symbolise la place de l'institution de protection.

La référence à la famille du droit coutumier et des pratiques sexuelles est la cause de migration d'un Kényan qui parle de maux de tête qui l'empêchent de dormir. *« Ici je craque »*. À la question sur les causes de son départ, il évoque un conflit familial sans en préciser le contenu. Cet évitement laisse place au récit de l'itinéraire de migration par le Maroc, l'Espagne puis l'Allemagne où il est resté cinq ans avant d'être débouté de sa demande d'asile. C'est dans ce pays que sont apparus des vécus de persécution lors d'une prise de sang de recherche du VIH (le sida), *« une injection directe dans les veines qui m'a empoisonné »*. Depuis, il ressent des vécus de transformation corporelle des lèvres et des pieds, un « mal partout ». Dormir n'est possible qu'à la suite d'un orgasme masturbatoire. La persécution est alimentée par une femme gérante de son lieu d'hébergement à Berlin, qui l'a harcelé et déplacé dans un autre camp avec trois autres. « Rendu agressif », la police est intervenue et l'a emmené dans un hôpital où on lui a fait cette prise de sang et donné une pilule qui l'a rendu « faible ». Il sait qu'il n'est pas malade du sida (après un bilan négatif en Italie lors d'un séjour pour « être réellement soigné »), mais sa crainte du sida reste omniprésente dans ses rapports homosexuels protégés et non protégés avec d'autres. La menace est formulée par un *« sucer le sang de l'ami syrien HIV »*. L'activité hallucinatoire est multiple : des bruits de téléphone, le cœur qui bat très vite, car *« il y a un moteur dans mon cerveau »*, et il craint de *« devenir fou »*. Il veut un traitement pour que cela cesse. Ce mot « fou » est également associé à *« une femme médecin allemande qui a dit que le médicament peut rendre fou et tuer »*. Aujourd'hui les masturbations quotidiennes permettent de se défendre contre cette idée. Il accepte un traitement par l'Haldol tout en refusant toute hospitalisation. Défenses mélancoliques délirantes ? La figure féminine est persécutrice de son homosexualité et empoisonne le sang, portant atteinte à son « intégrité morale et physique ». Ce thème renvoie à l'association du rejet pour son homosexualité d'un père kényan et d'une mère nigériane qui ne l'a pas protégé. Le traitement accepté atténue les vécus de persécution et l'activité hallucinatoire, mais n'a pas permis d'aller au-delà, car l'évacuation du camp vers un lieu d'hébergement où il se trouvait a interrompu le suivi.

Ces observations cliniques décrivent des hallucinations référées à un vécu de guerre, mais aussi à un contexte culturel religieux ou coutumier de mariage non accepté par le clan, puis de répression de l'homosexualité. Les hallucinations du trauma de la guerre avec un islamisme radical et de persécution dans un contexte de guerre dans une société coutumière évoluent dans la relation avec le thérapeute pour disparaître. Chez le Kényan ce sont les liens du sang qui sont en crise, avec les interprétations possibles à explorer d'un conflit d'identification entre des traditions coutumières différentes d'un père kényan et d'une mère nigériane, mais surtout qui refusent son homosexualité. Le trauma psychique passe ici par la mère qui ne protège pas et se projette dans la migration de façon persécutrice sur des figures de femmes « castratrices ».

Survivre au trauma de la confrontation à la mort oblige le praticien à être là dans l'écoute de la « néantisation » du sujet où la réalité de la mort devient le réel et rien que cela. Accéder à la symbolisation d'un « inanimé » suppose de sortir de l'émotionnel du « cauchemar c'est comme une caserne » par la reconnaissance humaine des rapports symboliques de l'autre avec sa propre culture. En son absence, le clivage mortifère du vécu de sa propre mort ne trouve pas les mots de son dépassement. Ne pas « avoir un asile », « où aller », « avoir mal à la tête », « penser trop », « ne pas dormir avec les cauchemars » laissent dans le symptôme émotionnel du trauma les mots qui parlent de blessures, et les séquelles corporelles n'ont plus d'adresse et alimentent la confusion de « ce qui se passe ». La « désaffectivation » va jusqu'au délire halluciné ou laisse le sujet s'installer dans le corporel traumatique qui s'enferme dans le statut de « victime », ce qui est le cas d'un Algérien de 61 ans, victime d'un attentat à Alger en 1996, qui demande à être opéré pour un éclat resté dans le crâne. Il a également perdu son œil gauche et présente une acousie de l'oreille gauche. *« Le choc est venu sur la voiture du patron du café »* où il était avec des amis, *« il y a eu du feu, c'était la panique générale avec des morts partout... une personne déchiquetée qui venait de Mascara ».* Plusieurs semaines d'hospitalisation et 18 mois de convalescence n'ont pas fait cesser *« un bruit dans ma tête, comme celui d'un train... qui disparaît quand je suis occupé ». « Je dors difficilement avec des réveils toutes les deux heures par des cauchemars, une sensation d'étouffement comme si c'était le diable qui m'attend. »* Sa vie est devenue un aller-retour incessant entre Alger et Paris pour être opéré. Le refus des chirurgiens à le faire alimente un sentiment de préjudice massif d'être *« menacé, mal vu, pas pris en considération ».* Il n'est plus qu'un corps détruit sans réparation. Vingt ans après l'attentat, en retraite anticipée et vivant seul (il ne s'est pas marié), la victimisation reste au premier plan et son entourage algérien le considère comme « indésirable ».

2- Les femmes migrantes qui accèdent à une consultation, orientées ou pas par un centre de premier accueil administratif[162], ont le plus souvent migré à la suite de violences subies dans un contexte coutumier ou religieux. Ainsi, une femme congolaise fuit un mari qui la battait après un deuxième mariage avec une femme plus jeune au moment de sa ménopause. N'ayant pas eu d'enfants, elle a servi de mère à une autre fille du mari issu d'un premier mariage, mais qui est retournée à l'adolescence vivre avec sa propre mère. Après avoir vécu une année de relations conflictuelles avec la nouvelle femme, elle décrit l'apparition d'un épisode délirant avec des hallucinations persécutrices centrées sur l'intruse. Traitée au pays par des neuroleptiques, elle se réfugie dans sa propre famille avant de migrer en France chez une nièce (fille d'une de ses sœurs). La demande de consultation est motivée par le renouvellement de ce traitement neuroleptique qui a apaisé le délire et les hallucinations, mais la laisse très « ralentie ». Son récit sans réticence des événements témoigne de son consentement à un suivi régulier. Si celui-ci permet l'adaptation du dosage du médicament, c'est la rencontre avec quelqu'un à qui parler en tant que femme de son vécu psychique qui rejoint celle d'être sans papiers. Dès le deuxième entretien, les cauchemars se sont espacés et sont remplacés par *« des rêves normaux »* sur la vie ordinaire au Congo. La critique de l'anormalité délirante indique sa capacité symbolique à investir la relation au thérapeute, et à l'entretien suivant, le délire est un « mauvais rêve ». Elle réhabite maintenant la nostalgie d'activités au pays, de réunions entre femmes et des échanges entre différentes langues locales : le *bassa*, le *manga* et l'*Owando*. Elle analyse ses propres vécus délirants. Son *« mal partout »* par *« des pensées qui s'imposent à moi comme dans un*

[162] Un Centre de premier accueil spécifique pour les femmes et les familles a été installé à Ivry.

rêve... l'impression d'être dans un cercueil... », *« C'est comme si elle clochait... cette femme me parle en bassa, elle m'ordonne de rejoindre des gens décédés, des oncles et des tantes. »* Au début, *« Là-bas j'ai consulté des charlatans... j'avais les pieds glacés, des visions dans le salon comme si je sentais les choses du dehors, elles venaient en moi, c'était une scène d'horreur, un rêve éveillé. »* Durant cette période, elle craignait de dormir et contrôlait sa respiration. Maintenant, loin de ce mari menaçant, elle s'inquiète d'abord pour la fille qu'elle a élevée et qui a maintenant 18 ans : *« j'ai peur qu'elle tourne mal »*, et aussi de la santé d'une sœur qui a la tuberculose, tout en étant en France et rassurée d'être accueillie chez sa nièce avec sa famille où elle a sa chambre et n'a plus peur. Elle n'a rien à dire sur son voyage vers la France qui a duré plusieurs mois. À l'entretien qui suit, elle arrive en pleurs, car sa sœur, tuberculeuse, vient de décéder. Sa tristesse est de ne pouvoir aller à son enterrement pour partager le deuil, craignant de rencontrer son mari. Ce deuil est associé à d'autres deuils : un petit frère mort-né avant sa propre naissance et deux autres frères décédés du diabète. Sa mère a eu huit enfants dont quatre sont maintenant décédés, et elle est la sixième dans la lignée. Ces vécus de deuil la rendent triste, mais ne l'empêchent pas de continuer ses démarches sociales. Elle a constitué un dossier de demande d'asile avec la CMU-C.

Une autre jeune femme de Côte d'Ivoire consulte pour des vécus dépressifs, orientée par le médecin généraliste devant son état prostré et abattu. Dès le premier entretien, elle parle de viols subis par un oncle avec qui elle a été mariée de façon coutumière à la disparition de ses parents dans la guerre. Elle le fuit vers le Mali en laissant ses trois enfants chez une amie. Violée à nouveau par un homme qui l'a hébergée, puis vendue à des passeurs, elle subit de nouveaux viols lors de son passage au Maroc, avant de traverser la mer sur un bateau vers la France. Le récit de ces viols à répétition est sans affects, comme une fatalité. Aujourd'hui, elle vit chez un homme qui la « respecte » et a adopté une fille pendant le voyage à la suite de la disparition de la mère. Cependant, bien que se sentant protégée par lui, elle n'arrive pas à se « sentir vivante ». La consultation initiale pour une lassitude corporelle et la mise d'un traitement antidépresseur, l'écoute de sa parole va être le moment d'éveil de vécus corporels qui accèdent à une subjectivité vivante et l'amènent à consulter pour la première fois de sa vie une gynécologue. Étant en CAFDA, le couple est envoyé dans l'Est pour la suite de la demande d'asile, je lui écris une lettre pour le psy qu'elle verra là-bas. L'accès à une écoute de sa parole a commencé un travail de subjectivation de ses vécus sexuels et psychiques.

La migration liée à un engagement politique est plus rare. Une jeune femme congolaise consulte pour des « douleurs pelviennes » apparues « au pays » à la suite d'un du viol subi au Congo-Kinshasa. Travaillant sur la réalisation d'un film de dénonciation du gouvernement et de l'insécurité pour l'opposition, il y a eu un nuage de gaz et elle a perdu connaissance, moment où elle a été violée sans savoir par qui. Le viol sans nom à accuser la décide à migrer, d'abord au Congo Brazza, refuge qui la confronte à la situation sociale précaire, et « touchée moralement », elle migre à nouveau en France. Réfugiée avec l'aide de la Croix-Rouge qui la domicilie ici, son identité n'est pas un passeport, mais un acte de naissance. Depuis son arrivée, des cauchemars sont apparus avec des réveils nocturnes qui la rendent dépressive et abattue : *« je me sens comme si je suis agressée »*. Physiquement, elle s'inquiète de son état corporel et évoque un début de suivi gynéco à Paris. Si le traitement l'aide à dormir, ses enfants lui manquent, tout en ayant des nouvelles par ses sœurs au village. Hébergée maintenant en région parisienne par des compatriotes, elle sert de femme de ménage et fait la cuisine, ce qui la laisse dans le sentiment « d'être enfermée, isolée et pas très bien ». Elle est déçue de l'accueil en France, mais constitue un dossier de demande d'asile et d'AME.

L'écoute clinique de ces femmes confronte le thérapeute au double vécu du viol commun à toutes les femmes et du culturel coutumier où le corps parle d'autres rapports symboliques. La connaissance scolaire du français reste souvent traversée par le sens symbolique d'une langue maternelle orale ou écrite de la culture d'origine. Le clinicien découvre concrètement la violence normative sur le psychisme de la polygamie et de la domination patriarcale qui stigmatise, rejette ou répudie une femme quand elle n'accède pas à la fonction sociale traditionnelle de la maternité. Ainsi, il est fréquent dans nombre d'ethnies africaines de donner à une jeune femme qui n'a pas d'enfant un an après le mariage l'enfant d'une autre femme de la famille pour stimuler son désir de grossesse. De même, la pratique coutumière de l'excision réduit la jouissance à la fécondité. La migration est la fuite de ces pratiques et en particulier le viol subi à répétition lors de mariages arrangés. La femme de Côte d'Ivoire en parle comme une « fatalité ». Si la parole sur le viol demeure avec réticence et la pudeur dans l'adresse au thérapeute étranger, elle est aussi de ne pas dévoiler ce qui ne doit pas l'être dans le coutumier ou le religieux. Dire cet intime corporel est certainement plus aisé à aborder avec une thérapeute femme[163], mais reste se protéger et protéger le ou la thérapeute d'une « possession par des esprits malfaisants ». L'entretien suppose son respect comme écoute et protection. L'intime est aussi la souffrance subjective de la migration qui est pour les mères le trauma de laisser des enfants à une proche. Ces vécus d'abandon avec des sentiments de

---

[163] La pudeur est déterminée par un code religieux dans une identité où il prédomine (en particulier musulman).

culpabilité et de honte s'expriment quand une relation de confiance est instaurée.

Pour toutes ces femmes réfugiées, le premier vécu dépressif exprimé reste cependant le sentiment d'indignité de naviguer entre la rue « où je ne dors pas » et la dégradation physique. L'accueil dans un hébergement transitoire dédié permet son lieu refuge et un lien avec des travailleuses sociales et une psychologue. Ainsi, l'association Halte Femmes battues aide à faire la demande d'asile. Cependant, nombre de ces femmes réfugiées trouvent un hébergement plus ou moins pérenne chez des compatriotes en France, mais source d'exploitation y compris sexuelle pour un tiers des cas[164]. Si le titre de séjour qui leur est attribué à titre subsidiaire pour la moitié d'entre elles est une réelle protection, avec les mêmes droits que les réfugiés politiques, il reste limité dans le temps (six ans au lieu de dix ans). Une des raisons qui déterminent la migration est également celle de sorosexualité, qui reste peu traitée, alors même qu'elle est passible de la peine de mort dans nombre d'États africains.

3-Les femmes qui migrent en famille sont le plus souvent issues du Caucase, du Moyen-Orient (Syrie) et récemment d'Ukraine avec la guerre coloniale russe. Le suivi psychologique d'une femme réfugiée d'Arménie avec son mari et deux enfants adolescents indique une demande d'asile plus ou moins reconnue. Dans ce contexte, la famille est à l'hôtel après avoir été plusieurs jours à la rue. Le départ d'Arménie fait suite à une agression à son domicile par les milices du pouvoir. En pleurs, elle livre le récit d'avoir été violentée par les

---

[164] *La Santé des migrants en question(s)*. Sous la direction de Jacques André. 2019, éd. Hygée. En particulier p. 41 de la contribution « La santé mentale des migrants s'améliore-t-elle en terre d'accueil ? » Joséphine Vuillard (Centre Primo Lévi) Laure Wolmark (Le Comède) Laëtitia Clouin et Delphine Fanget (Médecins du monde).

« agresseurs », *« les enfants obligés d'assister derrière une vitre ». « Rouée de coups »,* elle a été hospitalisée en réanimation pendant trois jours. La plainte déposée en Arménie n'a pas abouti, car il était impossible de « nommer » les « agresseurs », le mari étant fonctionnaire. Par la suite, *« ils ont tiré sur mon mari avec un fusil de chasse »*, ce qui a déclenché leur migration. Un événement récent à l'hôtel a réactualisé le vécu du trauma et l'a décidé à consulter : elle était en train de cuisiner à l'étage, quand une bagarre a éclaté entre une jeune africaine et un couple mongol. Le patron de l'hôtel est intervenu avec une arme et elle s'est *« évanouie de peur »*. À la suite de cet événement, la famille a été changée d'hôtel, mais depuis elle ne dort plus, *« angoissée »*, une *« grosse pierre au niveau de la gorge »* et des douleurs partout. Sa fille aînée *« a besoin de voir également un psychologue »*. À l'entretien suivant, elle se sent mieux, avec un traitement symptomatique, d'autant que la famille vient d'avoir l'AME depuis trois jours et qu'ils ont tous maintenant un passe Navigo et sont logés par la CAFDA[165]. Cependant, elle reste « triste », car chaque moment des démarches administratives alimente le vécu traumatique et la laisse plusieurs nuits sans sommeil. Ainsi, *« avoir eu à écrire son itinéraire d'exil pour le dossier OFPRA »*, ce sont les conditions matérielles d'existence d'une famille isolée la journée dans la chambre, avec un problème d'argent qui est au premier plan. Elle tente d'inscrire ses enfants à l'école, sa fille de 14 ans voulant faire des études. Au bord des larmes, elle évoque son père qui a fait un AVC en Arménie. Son état d'anxiété s'améliore avec la situation sociale : logement dans un hôtel plus familial, un rendez-vous pour scolariser ses enfants et un autre proche à l'OFPRA, mais l'ambivalence reste, avec l'angoisse d'avoir laissé les parents malades au pays.

[165] CAFDA, note 96 p. 68. Elle accueille à Paris 8 000 personnes.

La rupture du lien social et culturel demeure, pour ces familles exilées, et amplifie le trauma initial des violences politiques subies. La question qui reste est de savoir qui prend la décision. Elle se retrouve avec la situation précédente de la famille tchétchène où c'est le mari qui reconnaît avoir décidé sans le plein consentement de sa femme. L'objet du thérapeutique s'appuie sur le fait de penser avec elle l'organisation concrète de l'existence dans l'exil, la réappropriation du soin de son corps et de la scolarisation des enfants dans une société où le droit des femmes est une pensée de libération.

L'accueil des mineurs isolés

L'abandon de milliers de mineurs étrangers à la rue est notre actualité quotidienne. Avec le dispositif d'accompagnement lycéen comme visa non de travail, mais d'éducation, il témoigne de la transformation du langage administratif en 2010 de mineurs isolés étranger (MIE) en mineurs non accompagnés (MNA) pour être en conformité avec les textes de l'Union européenne. Or l'accès aux soins pour les uns et les autres est référé en France aux textes de la protection des mineurs[166]. Si la loi rend obligatoire sur le territoire français leur prise en charge inconditionnelle à leur arrivée, cette transformation administrative s'avère instrumentalisée par une série de mesures politiques discriminatoires qui réduit son périmètre au coût des moyens d'accueil de l'Aide sociale à l'enfance (ASE). L'accueil introduit la notion de « preuve de minorité » par des tests osseux, dont tous les spécialistes médicaux disent le manque de fiabilité[167]. Cette caté-

---

[166] Article L112-3 du Code de l'action sociale et des familles.

[167] Le Haut Conseil de la santé publique (HCSP) dans son avis du 23 janvier 2014 dit : « il n'existe pas de méthode scientifique de nature à déterminer avec certitude l'âge d'un individu », et les

gorie discriminante par « la preuve » nécessite une décision du juge des enfants qui détermine la prise en charge par l'Aide sociale à l'enfance[168] (ASE). La gestion administrative de son application reste, sans représentant légal, pilotée par le préfet à partir d'un fichage biométrique (empreintes et photographie) avec le décret du 30 janvier 2019. Cette gestion est une dérive relevée par plusieurs rapports officiels[169] et dénoncée légitimement par l'ensemble des associations, de la LDH et du Défenseur des droits et des libertés. Cet état des lieux indigne rend aléatoire l'accès aux soins, réduit à une clinique de passage sans continuité relationnelle avec le jeune. La seule alternative est soit l'hospitalisation, soit un dispositif associatif (MDM, MSF et d'hébergement transitoire). Les situations cliniques sont issues d'une supervision d'équipe dans un dispositif d'accueil statutaire de jeunes scolarisés hébergés dans des appartements. Les entretiens psychologiques dans ce dispositif constituent pour la plupart la première rencontre avec une thérapie, ce qui impose d'emblée l'écoute de représentations culturelles du soin et de son consentement. « Je ne me fais pas confiance », dit un jeune venant du Cameroun, qui prépare un Bac S sans arriver à le valider. Il redouble sa classe alors qu'il a réussi à penser un projet de formation d'économie de gestion d'entreprise. Le clivage ambivalent entre ses capacités de réussir et son résultat aléatoire est le commun de beaucoup d'adolescents. Pour lui, la rencontre avec l'inconnu culturel de l'échange avec la psychologue est projetée sur elle :

---

différentes études scientifiques font apparaître une marge d'erreur de 18 mois entre 16 et 18 ans.

[168] Décision de l'autorité judiciaire introduite par la loi du 14 mars 2016.

[169] Entre autres, celui de l'Observatoire national de protection de l'enfance, *Mineurs non accompagnés, quels besoins et quelles réponses*, février 2017. Éd. La Documentation française. Rapport coordonné par Ludovic Jamet et Elsa Keravel.

il surveille ce qu'elle écrit. Celle-ci s'étonnant de cette méfiance, le jeune associe sa mère au pays *« qui m'a poussé à migrer »*. L'aide thérapeutique va donc d'abord passer par l'établissement d'une confiance qui traite d'une possible mélancolisation du lien originaire à la mère dans sa propre culture. Un autre jeune, âgé de 20 ans, venant du Bangladesh, se sent persécuté par ses colocataires et parle de *« mauvaises influences »* associées au *« renvoi »* par ses parents au pays. Hospitalisé après avoir exprimé une angoisse de suicide, la relation de confiance doit être retravaillée à la sortie, l'équipe de soin de l'hôpital n'ayant pas contacté celle de l'accompagnement social lycéen associatif. Ce rapport à la confiance introduit donc de multiples aléas interculturels et de continuité du suivi. La difficulté d'un suivi se retrouve chez un jeune du Bénin qui a réussi son bac et a trouvé un travail de photographe, mais se retrouve sans hébergement. L'accès à ce travail est le moment de « crise », son appareil photo ayant été volé dans la rue. La violence du vol subi est projetée sur les autres, avec un discours déconstruit, parsemé de coq-à-l'âne, ce qui entraîne son hospitalisation. L'objet de désir barré de réussite comme photographe devient « être victime », ce qui réactualise son rejet au pays comme homosexuel par un père polygame qui l'a chassé avec sa mère. Ce rejet a été la cause de sa migration chez une tante en France, mais qui l'aurait mis à la porte à la suite « d'attouchements » avec ses cousins et ses cousines. Pris en charge dans le cadre d'un contrat jeune majeur, il demande que la psy l'accompagne dans ses démarches de soin. Le signifiant photographe dans sa confrontation au réel du métier sans réussite a réactualisé dans l'imaginaire le rejet paternel initial et le besoin d'être avec une présence maternante. Le sentiment d'être victime se fixe sur l'humiliation de voir son book de photographies constitué au pays non reconnu par un employeur. Ce non-accès à la symbolisation du réel du travail mobilise des défenses culturelles de possession, de vaudou, de syncrétisme. La « bizarrerie » de son comportement dans l'hébergement, pour les éducateurs, entraîne sa réhospitalisation.

Les situations cliniques d'adolescents réactualisent donc une crise de parentalité dans un entre-deux culturel relationnel. Le saisir dans l'échange doit être entendu dans sa culture d'un autre monde familial symbolique et d'un « désir d'avenir », « barré » au pays. En effet, si le départ a été pour de nombreux jeunes le désir projeté par les parents d'une « quête d'avenir », face aux catastrophes économiques et écologiques, aux guerres et aux violences de sociétés en pleine mutation, il est un facteur de crise adolescente dans un contexte de crise sociétale. Traiter l'échec à symboliser dans la culture du pays d'arrivée est ce désir d'émancipation d'une parentalité en crise. Or le contexte statutaire d'un dispositif d'accueil référé à la seule réussite scolaire sans suite vers un travail d'avenir et d'acculturation à une nouvelle vie sociale est une violence de plus dans ce qui fait accès au monde adulte. Dans la crise se réactualisent tous les traumas antérieurs et se met donc en échec une acculturation à la vie commune du pays d'arrivée. L'accueil de ces jeunes questionne le statut d'adolescence d'autres cultures, mis en crise par le départ, le voyage et l'exil, qui les a confrontés à une forme de maturité précoce difficile à subjectiver. Dans l'approche clinique, nous retrouvons la recherche d'une personne de confiance comme adulte fiable dans le ou la thérapeute, pour étayer une subjectivité d'acculturation. La relation n'est pas seulement interculturelle, car elle tend à instituer un transculturel qui ne fait pas disparaître le jeune administrativement. Le travail collectif à instituer mobilise avec le clinicien de la psychiatrie et de la médecine générale le juriste, l'intervenant associatif et le travailleur social[170]. La clinique traite d'un parcours migratoire à partir des « besoins et des désirs du jeune » conflictuels et de ce qui fait sens pour lui ou elle à un « attachement social ». Bruno Latour le définit comme « rattachement de l'individu au monde… ce qui l'émeut, ce qui le met en mouvement[171] ». Ce sont donc des rapports de subjectivité au temps et à l'espace transversaux qui sont à construire avec le jeune pour établir une relation de confiance.

La supervision d'un dispositif d'accompagnement par le logement de jeunes lycéens a donc permis de préciser la difficulté à penser ce « besoin et ce désir » dans sa transculturalité, qui concerne tous les jeunes, mineurs ou pas, à la rue. Sa première difficulté est de « penser l'exil » dans l'impasse d'un non-accueil durable. Ainsi, dans la scolarisation apparaît l'ambivalence entre ceux qui désirent d'abord étudier pour retourner au pays et ceux qui veulent accéder rapidement à un travail et rester en France. Cette différenciation dans la finalité du désir de migration détermine des positions psychiques conflictuelles qui se retrouvent dans « habiter un logement ensemble ». Certains ont déjà été scolarisés au pays, d'autres ont été enfants de rue ou ont vécu dans des familles précarisées par des migrations internes vers les villes, et chaque itinéraire personnel est à traiter de façon singulière comme la recherche d'une autonomie. Chaque vécu est l'objet d'un travail psychique à se représenter vivre culturellement dans une autre société. Le travail psychique d'accès à l'acculturation est la symbolisation d'autres normes que celles de la culture

---

[170] Nicolas Chambon, Natacha Carbonel, Mathieu Fouché, « Les mineurs étrangers isolés : une catégorie, des usagers, des intervenants ». 2016. *Vie sociale et Traitement* n° 130.

[171] Études du service d'investigation éducative (SIE) du Centre Georges Devereux et Bruno Latour, *Factures/Fractures : de la notion de réseau à celle de l'attachement*. Éditions de l'Aude, 2000, p. 189-208.

d'origine. L'ambivalence d'accès à « être adulte » est celle de la maturation précoce du parcours d'exil avec ses traumas multiples de crises d'entre-deux culturels traversés. Le travail psychothérapique du parcours adolescent mobilise un temps qui resymbolise, pas à pas, l'indicible d'événements traumatiques. La répétition de clivages psychiques est peu propice, dans un premier temps, à un accès aux soins qui n'est pas la priorité du jeune, ce qui n'est pas pris en compte quand le séjour réduit la scolarisation à un temps de résultats scolaires. Si la plupart apprennent le français rapidement, le « projet d'étude » se heurte à ces contraintes administratives extérieures de contrôle. La difficulté d'accéder à un statut reconnu de jeune majeur en est l'exemple. Son écoute est la difficulté psychique à s'approprier le soin de vécus dépressifs, symptômes d'une impasse qui rejoint une mélancolisation du lien et s'exprime par la « perte de motivation » ou un « fatigué de la France ». La mise en place de groupes de parole avec ces jeunes dans le dispositif de logement a mis en évidence comment cette impasse d'avenir traverse « habiter ensemble au quotidien ». L'appartenance au monde d'origine se réactualise dans les conflits entre ethnies et bute dans les propositions d'agir sur « c'est quoi les règles ? ». Ce sont donc les objets du désir qui sont en crise et source de passages à l'acte déstabilisants pour l'équipe qui accompagne. Pour l'ensemble de ces jeunes migrants scolarisés avec hébergement ou en déshérence à la rue, le temps d'un réel accueil est donc un moment d'humanité par un prendre soin qui fait « alliance » thérapeutique face à la répétition de vécus de « néantisation » symbolique.

Un passage en commun de frontières multiples

L'écoute singulière des traumas de l'exil est l'anthropologique de la rencontre avec l'autre où le sens symbolique de la représentation d'être sujet renvoie à des cultures différentes. Le point essentiel dans la pratique clinique relationnelle de l'interculturel est de ne pas le limiter à la catégorie objective du stress post-traumatique des organisations internationales. Faire connaissance avec l'autre traite donc de multiples frontières à franchir : les frontières externes du départ du pays d'origine et dans la migration, les frontières internes du pays refuge, enfin les frontières corporelles et psychiques de la personne. La pratique clinique d'écoute est une frontière de langues avec son interprète dans l'échange qui se confronte à la violence de la réalité indigne du statut « d'hommes en trop » à invisibiliser dans le contexte de non-accueil d'Etat. Ce statut et ses lieux de tri et de dépôt interrogent de façon analogique le *no man's land* des frontières décrit et analysé par l'anthropologie Michel Agier[172] comme espace et temps interminable ou l'autre survit pendant des années avec son économie et ses codes spécifiques. Agier l'étend au confinement actuel de la pandémie en analysant ses frontières corporelles[173] qui reproduisent les inégalités sociales au sein même de la société. Ces frontières corporelles, de la langue, des camps et des « no man's land » extérieurs sont un des objets à penser dans la pratique clinique d'écoute de primo-arrivants, mais aussi du parcours d'acculturation de plus de cinq millions d'étrangers vivant en France. L'étrangeté de rester « étranger » concerne non seulement les « sans-papiers », mais aussi nombre de ceux qui les obtiennent en rejoignant les naturalisés ou descendants de parents migrants d'une période précédente. La clinique traite de l'exil de la génération parentale et de la

---

[172] Michel Agier, *La Condition cosmopolite, l'anthropologie à l'épreuve du piège identitaire*. Paris, 2021, éditions de La Découverte. *Les Migrants et nous, comprendre Babel*, 2016, CNRS éditions.

[173] Michel Agier, *Vivre avec des épouvantails, Le monde, les corps, la peur*. 2020, éd. Premier Parallèle.

deuxième et troisième génération, de l'acculturation réussie ou pas faite à l'école et à l'accès au monde adulte. La crise identitaire de l'adolescence est celle de la filiation symbolique d'être né ici (ou arrivé jeune enfant) et la filiation culturelle d'origine des parents. La clinique de cette crise en montre les effets de marginalisation ou d'intégration dans un entre-deux culturel en crise, selon l'échec ou la réussite de la scolarisation. Être étranger est en même temps le statut des jeunes réfugiés à la rue et celui de lycéens dans son dispositif d'accueil spécifique de scolarisation où l'existence reconnue est limitée par le critère de la réussite. L'accès au monde adulte de ceux installés de longue date diffère de celui de jeunes réfugiés dont la maturation s'est accélérée par les violences subies dans leur pays, répétées dans l'itinéraire d'exil et la violence de plus du non-accueil dans une autre société. Pour toutes et tous la crise adolescente se conjugue avec la lutte pour être reconnu dans son identité singulière, elle-même en crise, pour accéder à une citoyenneté commune avec son lieu d'installation de vie et de travail[174]. Instituer un soin d'accueil inconditionnel passe par la reconnaissance d'une liberté de circulation et d'installation qui permet d'habiter pour vivre sa vie adulte.

Quand la terre d'origine détermine l'identité et la langue

En déniant l'histoire des peuples, la colonisation a annulé la langue de l'autochtone tout en le dépossédant de sa terre. Le déni culturel des sociétés premières n'a pas cessé aujourd'hui en prenant la forme d'un marché global capitaliste qui impose son hégémonie culturelle. Or, la tradi-

---

[174] Les actions actuelles de soutien des patrons qui revendiquent la régularisation de leurs jeunes apprentis migrants indiquent son alternative.

tion orale de la langue référée à la terre nécessite la reconnaissance de son sens symbolique culturel, essentielle dans l'apprentissage initial d'une langue écrite mais aussi pour écrire la revendication d'une souveraineté. Ecrire sa constitution de façon indépendante une nation souveraine est communiquer avec le reste du monde[175]. La domination coloniale française a imposé le français comme langue première d'apprentissage. L'échec scolaire de l'enfant autochtone en est le résultat, ce qui nécessite de l'enseigner comme langue seconde à partir de sa langue culturelle.

Dans l'acculturation de la migration, connaître ce rapport entre tradition orale et tradition écrite est un pas de sortie du colonial pour accéder à un lien social symbolisé. Reconnaître la culture de l'autre rend possible ou plus aisée l'acculturation du passage d'une culture à une autre avec ses différenciations symboliques culturelles ou sociales, ce qui symbolise la valeur humaine globale de codes sociaux, culturels et institutionnels. En effet, si l'émotionnel du trauma est un universel biologique qui concerne tous les êtres humains, l'objet du traitement par le langage symbolise du sujet social avec sa diversité culturelle, de genre et de pratiques sexuelles multiples comme appartenance à la société humaine.

Dans cette approche émancipatrice, le clinicien du soin psychique est confronté à ses propres connaissances des autres cultures pour accéder au travail relationnel. La pratique clinique d'alliance avec le patient ou la patiente en est la première complexité, car l'écoute de la subjectivation d'une autre langue se passe dans un « entre-deux culturel » avec un tiers interprète. Cette relation duelle à trois démultiplie l'écoute de « l'étrangeté » dans l'échange

---

[175] Tran Ngoc-Anh, *Taramoin, Tradition orale et tradition écrite à l'école maternelle*. Nouvelle-Calédonie, Thio, 1984-1998. Paris, 2018, Éditions Harmattan.

entre langues pour accéder à la subjectivité de représentations symboliques culturelles, d'identifications parentales différentes. Chacun est un tiers pour l'autre dans la symbolisation. L'échange d'altérité entre langues nécessite donc d'élaborer un outil de traverse de frontières symboliques anthropologiques, chacun parlant de sa place. Dans ce contexte, l'interprète est plus qu'un traducteur, car malgré sa compétence il interprète avec sa propre histoire interne ou de sa migration avec ses identifications parentales et sa représentation des relations hommes-femmes. Il y a donc de possibles « confusions des langues » dans la recherche de sens de la langue de l'exilé qui associe la langue du clinicien et la traduction de l'interprète. La confusion de sens est manifeste quand l'interprète traduit par exemple l'arabe en français ou en anglais. Langue étrangère écrite, le sens varie dans le langage parlé de pays aux traditions culturelles et politiques différentes qui, le plus souvent, ignore le sens symbolique sous-jacent d'une langue maternelle de tradition orale. La difficulté à interpréter rend donc compte d'antagonismes nationaux, culturels, politiques, ressentis et vécus. Ce constat relationnel est encore plus ardu quand l'interprétariat se fait avec une plateforme de traduction téléphonique, car sa distance mobilise chez les réfugié.es des affects contradictoires, entre bonheur d'entendre sa langue et méfiance d'une menace potentielle d'un clan ennemi. La traduction est encore plus problématique quand elle est faite par un parent ou un enfant, ce qui introduit des impasses relationnelles majeures (une jeune fille qui doit traduire les émois internes de la mère, par exemple, empêche la mère de les formuler). La relation suppose par conséquent des interprètes qualifiés, dont la présence physique n'est pas toujours possible. Elle pose par exemple une difficulté quand il s'agit de la Corne de l'Est de l'Afrique[176] (oromo, tigréen, etc.).

[176] L'association Interservices migrant (ISM) en France reste la

Habiter un lieu relationnel, l'altérité et sa culture

Habiter avec sa langue l'échange relationnel dans un lieu de soin psychique mobilise l'analyse de Sabine Prokhoris[177]: « le flou toujours à habiter en commun dans la rencontre thérapeutique… ». Le langage se constitue par la construction lente d'un fil narratif toujours rompu et à reconstruire dans le flou de cet entre-deux, où l'histoire de chacun « s'enchevêtre dans l'histoire de l'autre » et « s'ouvre à un temps nouveau à partir du présent, dialectisé par l'attention, la mémoire, l'attente et l'affectivité ». L'apprentissage de la capacité subjective du clinicien à se confronter à un « insolite » et à une étrangeté est une éthique soignante à mettre en perspective, car prendre langue avec l'autre suppose de ne pas s'enfermer dans son propre savoir clinique objectif ou relationnel sur l'inquiétante étrangeté du psychisme humain. Cela suppose par exemple de ne pas pathologiser le symptôme culturel de « possession » des migrants et migrantes africains. En effet, l'écoute du sens de la plainte somatique et de la douleur « d'un corps qui parle » parle de culture. Le désir vital du sujet réfugié parle d'intégrité corporelle face à la confrontation à la mort. Le symptomatique des vécus dépressifs est le sentiment permanent d'un danger qui le poursuit et l'empêche de se penser en sujet actif dans l'organisation de sa vie quotidienne, la répétition du symptôme du non-accueil avant d'être le pathologique d'une maladie dépressive. L'écoute relationnelle est essentielle dans l'accès à la subjectivité culturelle. Les sentiments de honte et de culpabilité sont une impossibilité d'agir persécutoire qui tend à enfermer le sujet dans le clivage totalisant « d'être victime ». L'émotionnel tend à s'exprimer par des réactions de colère, voire de passages à

---

principale ressource de confiance.

[177] Sabine Prokhoris. *L'Insaisissable Histoire de la psychanalyse*. Éd. PUF, septembre 2014.

l'acte violents qui aggravent la mise à distance de l'autre, clivage qui isole absolument le sujet dans son appartenance symbolique à un groupe et à tout avenir par des actes de désespoir jusqu'au suicide. L'éthique soignante suppose par conséquent le désir d'apprentissage du « faire connaissance » avec la culture de l'autre et de surmonter sa propre angoisse d'un inconnu qui bouleverse et remanie son propre monde interne, son identité et sa propre histoire de filiations, voire réactualise ses propres exils personnels. Le praticien du soin psychique est lui-même confronté à son propre vécu d'effroi d'écoute de l'effroi de l'autre et de l'inhumanité d'un non-accueil politique, de non-accueil, de tri et de renvoi du réfugié au réel de sa « non-existence », à « ne pas avoir des papiers ».

Dans ce travail relationnel, le thérapeute aide le migrant et la migrante à penser et écrire son récit dans l'obligation de faire « preuve » à l'OFPRA et à la CNDA. Nous retrouvons ici l'impasse dramatique de la difficulté à faire le récit d'un réel indicible et in-symbolisable pour nombre de réfugiés du monde, la mémoire étant remaniée par la répétition de multiples traumas de violences subies au pays et leur répétition dans l'itinéraire du réfugié (avec la torture, les viols, la mise en esclavage, la mort d'un autre, d'un frère, d'un ami) où la mémoire ne peut être que reconstruite et aléatoire. L'injonction d'en faire la preuve est une répétition de plus qui alimente le temps différé du syndrome psycho-traumatique. « L'alliance » thérapeutique avec le réfugié est donc l'aide à réhabiter son vécu d'être hors du monde. L'aborder nécessite le respect de l'oubli ou du trop de souvenir dans l'échange et la capacité à se sentir atteint par l'effroi ou la honte de l'autre dans sa position contre-transférentielle d'humanité. En son absence ou son échec, l'autre reste enfermé dans son statut de « victime ». Ainsi, la situation précédente de l'Algérien qui répète en permanence son statut de victime dans la recherche du traitement neurochirurgical qui enlèvera le morceau de métal qui reste dans le cerveau. Aucun chirurgien n'accepte de l'extraire, car sa position anatomique entraînerait des conséquences graves sur l'ensemble du cerveau de la personne. Être « victime », c'est rester dans un inanimé sans accès à la symbolisation de « revivre ».

L'anthropologique de « prendre langue » et de « prendre soin » de l'autre est donc une relation qui subjective « être sujet » du soin et le sens d'un avenir possible. Le psychothérapeutique traite à chaque fois une configuration de « l'objet bizarre » (W. Bion) émotionnel et culturel dans la relation. « L'alliance » avec le patient et la patiente dans la construction de l'autonomie sociale du sujet est une rencontre interculturelle qui élabore du commun transculturel d'une société pour « symboliser y vivre ». Cette approche est dramatiquement absente de la formation actuelle du praticien à l'apprentissage anthropologique d'autres cultures de l'altérité.

Pour l'illustrer, je reprends l'exemple d'écoute de la prise de parole subjective de femmes sur leurs besoins spécifiques, demande de protection humaine dans l'accès à une structure de soin ou à un titre de séjour à titre subsidiaire. L'écoute attentive a été l'observation précédente de la femme congolaise dans sa demande « d'être reconnue » dans « ce qui se passe ». « Être là » pour elle, a amené rapidement la relativisation de son délire et des hallucinations comme « un mauvais rêve » qui accède à son histoire culturelle coutumière. L'écoute thérapeutique se retrouve pour une patiente sénégalaise qui a migré avec sa fille pour lui éviter une excision qu'elle a elle-même subie étant enfant. La souffrance de mère est d'être séparée de sa fille adolescente, car le traitement de la demande d'asile a orienté en effet la mère et la fille vers des dispositifs différents. La patiente, dont la migration est l'espoir que sa fille aura une autre vie qu'elle, refuse la légitimité de « ce qui se passe » par l'application d'un code administratif étranger à son monde. Ce code est vécu comme la négation de son désir de migration et une impossibilité à le symboliser. Le désir ne se réduit pas, ici, au seul désir « fusionnel », car la souffrance réactualise de façon obsédante un « trouble de nomination » associé à avoir elle-même changé de nom lors de son adoption coutumière par une tante dans son enfance. Toute son énergie passe donc à « nommer des stratégies », qu'elle tente d'appliquer par des visites ou par le téléphone pour rétablir des liens avec sa fille. Son apaisement est passé par l'alliance thérapeutique transculturelle dans l'écoute d'un entre-deux culturel.

Pour la plupart des femmes réfugiées, la confiance s'installe dans la mise en mot subjective de la situation présente, entre la tristesse des deuils et une recherche d'avenir vivant. Cependant, la resymbolisation nécessite d'entendre chaque langue avec sa propre culture qui parle de codes sociaux coutumiers et religieux, avec ses violences patriarcales. Oublier ou ne pas oublier est l'objet du travail subjectif avec son langage culturel à reconnaître pour accéder au sens du symptôme, ce qui parle aussi d'un commun transculturel. La réflexion sur l'élaboration d'un transculturel dans l'interculturel relationnel interroge en particulier l'universel de la référence clinique de « névrose de destin ». La « névrose actuelle » et « l'objet bizarre » trouvent-ils un sens différent dans une autre culture ? Le travail de subjectivation et de symbolisation des conflits internes dans « un entre-deux culturel » semble échapper à la seule notion de refoulement du destin des pulsions, car le langage du vécu corporel de sociétés coutumières africaines parle d'une « néantisation » par des forces extérieures de « possession » par des esprits malfaisants dont l'initiateur ne peut être nommé sans risque pour soi et pour le thérapeute. Être-là est l'entendre et le reconnaître pour permettre une tentative de symboliser une rencontre humaine.

Le sujet invisibilisé

Le politique de l'approche clinique, avec l'anthropologique de l'écoute de l'autre réfugié, est de penser l'accueil inconditionnel dans notre société d'un sujet invisibilisé et objet d'un racisme dit ordinaire de l'autre étranger. Ce réel social s'approche et se démarque de celui du fou, dont l'étrangeté est réduite à son anormalité dans la recherche d'un asile. La crise de l'accueil inconditionnel en psychiatrie est aujourd'hui à nouveau la réduction du sujet à un individu biologique à médicaliser dès l'accès aux soins par le tri et la performance diagnostique objective. Dans l'hospitalisation, la réduction des moyens humains entraîne pour nombre d'équipes du soin une double défausse d'un réel accueil, que ce soit par la contention d'emblée du malade qui s'agite, mais aussi le déni pour le migrant d'un « ce n'est pas pour nous ». Le repli sur le normal et le pathologique de « notre culture » tend à transformer le sujet migrant en « un problème » insoluble qui renvoie à notre propre inculture et le fou à son anormalité. Ce regard objectivant exclut une identité « par nature » menaçante pour notre société.

Ne pas ajouter une absence d'accueil soignant à un non-accueil d'État est donc résister à ce déni éthique qui interroge : est-il seulement une crise de la valeur de solidarité humaine issue des souffrances intérieures de notre société ? L'autre étranger résonne-t-il avec notre propre étrangeté d'un théâtre d'ombres intérieur ? Son aliénation sociale de xénophobie ou de racisme trouve son déni dans le discours du pouvoir politique et sa langue de bois préfectorale : « En matière d'immigration, il faut garder nos valeurs », déclare un préfet des Hautes-Alpes. « Nos valeurs » sont ici l'enjeu manifeste d'un rapport contradictoire entre nature et culture. « Il n'est pas de chez nous, pas comme nous » tend à exclure, car « pas de notre civilisation » par nature. Or, ces nominations de l'étranger comme « homme en trop » portent atteinte justement à ce que ne sont pas nos valeurs civilisationnelles qui se réclament d'une culture universaliste d'accueil. L'approche clinique suppose donc une valeur d'éthique solidaire, qui saisit dans le même mouvement le « chercher refuge » dont la nature est une pulsion de vie, se protéger pour vivre, et le « donner refuge », quelles qu'en soient les causes comme valeur culturelle de solidarité humaine.

Ce sont ses valeurs de « trouver refuge » qui sont l'espérance du réfugié ou du travailleur immigré, ce dont témoignent tous les migrant.es et nombre de mineurs isolés dans la demande d'asile pour avoir un statut de droit dans le pays d'arrivée. Ces valeurs accompagnent l'acquisition de codes sociaux et culturels, qui commence un véritable travail psychique d'acculturation. Si des études historiennes éclairantes[178] rendent compte aujourd'hui de l'histoire des peuples colonisés et de la colonisation, ces études sont aujourd'hui attaquées dans leur « intersectionnalité » d'enseignement et de recherches transdisciplinaires[179] par des réformes de l'enseignement supérieur de dénonciation d'un « islamo-gauchiste » imaginaire. Sortir du « malaise dans la civilisation » appelle donc à la connaissance de l'histoire de l'autre et à une décolonisation des esprits[180].

---

[178] Benjamin Stora en France, mais aussi les études postcoloniales américaines.

[179] La ministre Frédérique Vidal porte cette réforme et son langage d'ordre réactionnaire.

[180] La décolonisation reste fondamentalement à réaliser dans la subjectivité politique « nationale ». Son actualité est la situation coloniale de peuplement en Nouvelle-Calédonie. Les accords Matignon de 1988 et de Nouméa de 1998 ont mis en perspective « une décolonisation douce » par des référendums d'autodétermination vers l'indépendance d'une Kanaky Nouvelle-Calédonie. Si le non a été de moins en moins majoritaire aux deux premiers, le troisième pourrait être celui du oui en 2022.

Malaise dans la civilisation ?

Le malaise dans la civilisation est-il la mort du grand Autre symbolique lacanien ? La cure psychanalytique freudienne s'est ouverte à l'anthropologique avec *L'Avenir d'une illusion* de 1927 qui traite de l'incapacité de la religion à traiter les problèmes des sociétés humaines comme objet politique. Confronté à la montée du nazisme, Freud exprime son pessimisme avec *Malaise dans la civilisation* en 1930 et revient à l'apolitique de la pratique de la cure, position dominante de l'IPA[181] réactualisée aujourd'hui par nombre d'écoles psychanalytiques. Le reprendre interroge la domination politique concrète, avec ses contradictions objectives, du marché globalisé capitaliste comme grand Autre désymbolisant la subjectivité en chose, réification de toutes les activités humaines et des civilisations de la planète. Redonner le sens anthropologique et politique d'un avenir de pratiques cliniques politiques réactualise le propos de l'avenir de l'illusion de la religion confronté au malaise des civilisations.

L'analyse du désir de père tout-puissant et le fantasme religieux du destin de la « pulsion de mort » qui atteint le Moi reste un facteur dominant des rapports humains socialisés. Ce qui est contesté par les acquis ultérieurs des anthropologues est la version freudienne de l'origine de l'interdit de l'inceste freudien de *Totem et tabou* (1913)

[181] International psychoanalytical association, crée en 1902.

par l'histoire symbolique du meurtre du père par ses fils dans la possession des femmes de la société primitive. Ce qui demeure pertinent dans la culture est l'illusion religieuse qui s'alimente de désirs infantiles du plaisir de toute-puissance, fantasme qui se substitue à la réalité de la symbolisation et se déplace sur des désirs de jouissance sans issue. L'illusion interdit la réalisation de soi dans l'accomplissement du désir sexuel. En devenant psychologique et obsessionnel le fantasme peut prendre des formes extrêmes jusqu'au délire. Freud l'a analysé comme méconnaissance de la culture de contraintes extérieures éducatives qui nie le choix de la sexualité au nom du patriarcat, de ses rapports de domination homme-femme et de ses institutions d'État. Il demeure que cette méconnaissance est une perte de liberté dans la recherche du bonheur et de l'évitement de la souffrance dans la finitude de la vie. La cure psychanalytique est donc en même temps l'accès à une culture de connaissance qui protège et tyrannise avec la difficulté humaine à accepter la « pulsion de mort ». Canaliser le désir d'agression dans la cure psychanalytique traite de la culpabilité de ne pas être aimé de l'autre et de la tyrannie du Surmoi sur le désir qui s'oppose à la civilisation. L'apport de Freud reste un outil majeur du soin psychique psychothérapique dans l'approche des pratiques sexuelles avec les contraintes extérieures de l'illusion religieuse, mais rencontre au sein même d'un capitalisme global la réification de la valeur d'usage du soin et des besoins humains du vivre ensemble par la valeur économique. L'humanité de la folie continue à être réduite à l'anormalité-maladie, hégémonie culturelle de la civilisation occidentale. Qu'en est-il de la « névrose de destin » et du « refoulement » dans notre civilisation quand elle concerne d'autres civilisations culturelles humaines ou la référence de la langue à la Terre-Mère introduit la « possession » par des esprits ? La psychanalyse est-elle en soi universelle ou s'enrichit-elle d'élaborations nouvelles à partir des différences anthropologiques ?

Michel Foucault a constaté que la raison psychanalytique de Freud rejoint la raison de l'entendement de Kant et de Marx dans la notion d'injustice sociale sans partager sa dimension d'aliénation sociale du mode de production capitaliste. L'histoire, et ce qui fait historicité aujourd'hui, traite de l'illusion qui remet en perspective l'apport du marxisme sur le mécanisme d'aliénation sociale du salariat et du colonial déshumanisant d'autres cultures. Remettre en valeur ce qui reste pertinent chez Marx comme analyse de la subjectivité aliénée est en rupture avec la tragédie de la déshumanisation d'un marxisme choséifié en domination bureaucratique d'États communistes, aujourd'hui transformée en un capitalisme d'État fondé sur la valeur économique au détriment de valeurs humaines et démocratiques.

Le malaise actuel d'un avenir incertain traverse l'ensemble des civilisations avec la crise écologique et anthropologique d'un capitalisme global qui détruit l'écosystème de la planète. La pandémie, le réchauffement climatique et la perte de la biodiversité[182] sont les symptômes d'une croissance de marché sans limites, d'une surexploitation de la nature par l'urbanisation, de l'industrialisation généralisée, du pillage des matières premières, de la destruction des forêts et de la rentabilisation d'une agriculture industrielle qui repose sur des pro-

[182] Le GIEC, groupe d'experts sur l'évolution du climat qui a été créé en 1988 par le G7 qui regroupe les pays les plus riches de la planète, dans le but « d'expertiser l'information scientifique, technique et socio-économique qui concerne le risque de changement climatique provoqué par l'homme ». Son rapport de 2021 montre une fois de plus le retard considérable des grands pays à financer la réduction de l'augmentation thermique à 1,5 %, afin d'éviter une catastrophe mondiale. La plupart des grands pays sont actuellement dans une augmentation de 2,5 à 4,5 %.

duits nocifs pour la santé humaine, de la destruction de la vie coutumière de subsistance d'autres civilisations. Les mobilisations actuelles de la jeunesse de toutes les civilisations sont la prise de conscience écologique de la finitude de tout avenir social et sociétal basé sur la seule valeur économique. Les acquis sociaux collectifs et de services publics et la possibilité de vivre sur sa terre et d'en vivre sont détruits par une gestion financière rentable de production de soins et de services public-privé et d'une agriculture industrielle où les fonds publics financent les activités dans la seule perspective du retour sur investissement privé et de ses actionnaires. La production de soins devient l'objet d'une clinique globale « d'économie comportementale » objective et fonctionnelle qui s'impose à toutes et tous. Un autre grand Autre alimente le malaise anthropologique : le discours biopolitique et sociétal qui remet en cause en France l'émancipation historique du salariat par la création en 1945 d'une sécurité sociale solidaire et de ses services publics. Tous les gouvernements néolibéraux et socio libéraux ont comme objectif la transformation de la « valeur d'usage » du soin en « valeur économique » sur un marché d'échanges[183]. Le malade usager d'un service public solidaire devient consommateur individuel de besoins singuliers selon ses moyens. Tous les services d'intérêt général sont restructurés en organisation marchande concurrentielle d'un service public en service au public sur l'ensemble de la planète. Dans cette rupture politique anthropologique, la norme d'une santé publique citoyenne se réduit à une gestion statistique d'individus sociaux anonymes. La pratique clinique ne traite plus que de comportements et de financements évaluables par la gestion de techniques par la saisie algorithmique. Le néolangage de son organisation technologique se substitue au langage symbolique de besoins humains de

[183] Bernard Friot, *L'Émancipation du travail*. 2014, Éd. La dispute.

soin qui concerne l'ensemble des civilisations. La pathologisation du sujet objectivé en individu fonctionnel le réduit à un « trouble » du comportement par « la preuve » à médiquer et à contrôler. La clinique psychiatrique devient une médicalisation de toute inquiétante étrangeté de l'autre, de l'inconnu qui ne nous ressemble pas, d'une « anormalité » de l'étrange et de « l'étranger[184] » qui menace.

Sortir du grand Autre économiste de marché est donc une psychiatrie de secteur public à refonder face au « paradigme psychosocial » d'une santé mentale positive, discours biopolitique de contrainte médicalisée qui s'étend à toutes les formes de souffrance psychique référées au trouble de l'ordre public et privé, dont le. Le terme de souffrance psychique réifié en chose se substitue à la souffrance humaine, déplacement fonctionnel normatif de « gestion des risques » sociaux. Il subvertit l'approche critique d'une sociologie réflexive sur l'individu sujet et de sa clinique[185] qui a étayé le rapport d'Antoine Lazarus et d'Hélène Strohl de 1996 : *Une souffrance que l'on ne peut cacher*[186]. Comment ce langage d'hégémonie culturelle rend-il compte de l'échec, de l'abandon, de deuils, d'un exil, de la perte d'appartenance à un groupe social, dans sa répétition d'événements traumatiques ? Comment la souffrance psychique du sujet est-elle un modèle universalisable pour d'autres cultures et civilisations que celle de l'Occident, sans être une source de colonisation cultu-

---

[184] Les observations du migrant réfugié ou exilé précédentes en sont l'illustration.

[185] Les apports sur la désaffiliation et la gestion des risques (Robert Castel), la disqualification (Serge Paugham), la honte (Vincent De Gaulejac).

[186] Ce rapport traite de la souffrance psychique du sujet « tombé à la rue » et des intervenants auprès des populations précarisées. Il est la référence du langage sociologique pour parler d'une souffrance du « lien social » détruit ou gravement altéré.

relle et politique ? Face au malaise de la civilisation, réification[187] du sujet humain en « chose » qui remet en cause toutes les émancipations antérieures de l'histoire des sociétés, La prise de conscience de la mise en crise de la valeur d'usage de besoins humains et des institutions citoyennes démocratiques est la résistance dont l'utopie concrète est la symbolisation de la connaissance de sciences humaines et de la psychanalyse dans sa spécificité de connaissance de l'appareil psychique interne du sujet.

[187] Réifier est « choséifier », la réification une « chosification ». Son analyse va du *verdinglichnung* de Marx sur le travail salarié du mode de production capitaliste, à l'objectivation de la chose mentale dans la psychologie et globalement à la réduction du sujet humain à être l'objet à l'intérieur du discours de l'autre. Alain Rey, *Dictionnaire historique de la langue française.*

L'utopie concrète d'une clinique de resymbolisation[188]

Penser et agir une clinique humaine vivante du soin psychique commence avec l'accueil et la recherche du consentement aux soins psychiques avec ses résistances. Accéder à un début de symbolisation d'une structure de soin suppose une mise en confiance : avec quel soignant, dans quel lieu et avec quelles médications, que ce soit dans les névroses, la mélancolie ou les traumas. Dans la psychose, le réel non symbolisé nécessite une ambiance protectrice à créer sans menace d'intrusion. La pratique d'accueil dans l'accès aux soins des patients et des patientes est donc de penser l'espace et le temps d'un milieu vivant relationnel à partir de ce qui se passe. L'élément concret de symbolisation d'une pratique clinique est la « valeur humaine » d'hospitalité d'un accueil inconditionnel et la reconnaissance de la dignité des droits des patient.es.

L'accueil, clinique d'hospitalité du secteur psychiatrique

L'expérience du milieu vivant de l'écoute de la parole reprend ici celle d'un centre d'accueil et de crise[189]. Outil

[188] Bernard Doray, *L'Inhumanitaire*. Éd. La Dispute, Paris, 2000

de secteur public de psychiatrie et de son hospitalisation, sa pratique d'accès aux soins alternative transforme non seulement l'ensemble de l'institution psychiatrique, mais aussi ses rapports avec la population et les institutions de la société. Le cheminement d'un « faire connaissance réciproque » avec le sujet en crise est l'écoute de sa parole pour saisir la perte de l'autonomie psychique et corporelle, un sexuel en souffrance, la déstructuration psychique dans la psychose. L'accueil de la crise traite le plus souvent un « sentiment d'urgence » à apaiser avant tout diagnostic d'une urgence pathologique objective. L'écoute est une première approche du symptôme de ce qui est maladie ou pas, de son contexte familial et social, la création d'un climat de confiance pour instituer une relation soignante éventuelle et une possible rencontre thérapeutique qui symbolise le lieu et la temporalité du soin. Le temps d'accueil est donc celui d'une négociation du consentement à un suivi éventuel : avec qui et quel lieu du soin que sont le centre médicopsychologique (CMP) ou une hospitalisation comme temps du soin, autant de lieux bordés, car dédiés à un possible soin curatif. Ce premier temps d'accueil est une approche relationnelle avant tout diagnostic de maladie. L'écoute de la parole sur « ce qui passe » est un « prendre soin » de la personne en souffrance avec le *pathos* de la plainte et des émotions. Quand le symptôme évoque une possible psychose, par l'étrangeté du comportement ou d'une parole sans adresse symbolisée, la confiance du patient est d'être là avec lui sans intrusion, car est-il un réel menaçant ou un bon objet à incorporer ? Que me veut-il ? Quel pouvoir a-t-il ? Dès sa création, le centre d'accueil et de crise a également été

---

[189] Ces observations remettent en perspective clinique, les pratiques d'accueil que j'ai décrites dans des ouvrages précédents. Jean-Pierre Martin, *Psychiatrie dans la ville*. 2000, Paris, *La Rue des précaires*. 2011, éd. Ères. *Émancipation de la psychiatrie*. 2019, éd Syllepse.

un lieu refuge de patients psychotiques déjà en traitement, où « trouver refuge » évite souvent une réhospitalisation.

L'accueil traite également du « sentiment d'urgence » de proches des patient.es. En prendre soin est l'apaiser et reconnaître leur propre inquiétude, leur incompréhension de ce qui se passe ou l'impression de ne plus savoir que faire. Elle permet également le contextuel d'une demande de protection de la famille éventuelle et de toute ressource d'un réseau d'interconnaissance ou d'aide sociale. La « cartographie » subjective et socioculturelle permet de travailler l'alliance avec le patient ou la patiente avec la place de ces intervenants comme ressource et soutien possible ou pas. La proximité géographique du lieu d'accueil permet également le lien direct avec le médecin généraliste et d'autres institutions établies que sont les urgences de l'hôpital général. En effet, ces urgences adressent des patients et inversement sont une adresse pour le somatique. Le lien institutionnel avec le centre d'accueil s'ouvre à des suivis en commun. Être là, en proximité, 24 heures sur 24 avec cinq lits d'accueil a donc réduit de moitié le recours à une première hospitalisation ou à une réhospitalisation.

Lieu d'accès aux soins, la continuité de l'accueil est assurée par la présence permanente d'une équipe de soin infirmière à la responsabilité élargie, premier acteur du temps d'accueil avec le psychiatre de permanence. Le cadre institutionnel du travail de soin et de sa pratique clinique s'inscrit dans un « projet de service » institutionnel pensé avec l'ensemble des structures de soin du secteur public de psychiatrie. La symbolisation sociale de ce lieu d'accueil aux soins traite de « besoins pratiques » de soins de la population. Son institution publique est un repère et un dialogue possible à tout moment avec un réseau de soins, les urgences hospitalières et les médecins généralistes, mais aussi tous les intervenants sociaux, les acteurs de l'éducation et du médico-social, les élus locaux et les associations de patients et des familles. Ces liens se sont institués avec la création d'un comité local de santé mentale qui élabore l'accès et la socialisation des patient.es et une ressource d'alerte.

Dans ce réseau de soins, la création de l'association Le Club du Pont-Neuf a été le cadre institutionnel patients-soignants d'un Club de patients qui s'est constitué en auto-organisation autonome de patient.es comme outil de leur socialisation, lieu et espace de vie sociale. Le Club a mobilisé des solidarités pratiques entre patients, tout en s'inscrivant dans la ville par des liens avec l'environnement social et ses activités culturelles. Le Club du Pont-Neuf soignants-patients a été l'outil de création d'appartements associatifs et d'une maison communautaire, dans lesquels les soignants interviennent à la demande des patient.es. Habitats de socialisation, ces lieux mobilisent l'accompagnement thérapeutique de la symbolisation d'habiter, et progressivement sont devenu autogérés par les patients avec un temps de supervision d'une psychologue. L'extension du psychothérapique institutionnel dans le social se distingue du thérapeutique curatif du « Club des impatients » à l'hôpital, tout en étant sa transversalité. L'ensemble de ces structures autonomes de patient.es utilise le centre d'accueil comme lieu d'appel et de recours.

Implanté en proximité dans le territoire du secteur psychiatrique, il est rapidement apparu que le contexte du symptôme rend compte de conditions sociales et de « besoins sociaux ». Lieu repère du sentiment d'urgence pour les personnes en souffrance, les familles et d'autres intervenants médicaux et sociaux, il participe de la présence soignante du secteur public de psychiatrie et d'un « aller-vers » en cas de nécessité vers le domicile, le social et ses situations de précarité. L'alternative du centre d'accueil participe et mobilise d'autres pratiques d'accueils du médical et du socioculturel qui donnent sens à toute activité préventive et d'accompagnement social du curatif. L'accueil traite d'une pratique clinique d'hospitalité relationnelle et institutionnelle, de trouver asile en rupture avec la seule prescription médicamenteuse immédiate du comportemental ou du recours à l'hospitalisation. L'accueil resymbolise l'altérité dans le soin psychique et dans le social de la société. Sa place dans un réseau en commun – psychiatrie, social, associatif, médecine générale – est un exemple de travail de secteur public de psychiatrie généraliste qui réalise une écoute de situations traumatiques du social et a élaboré un « aller vers » les hommes et les femmes à la rue en lien avec les associations locales caritatives ou humanitaires. L'objet clinique de ce travail traite de l'errance sociale avec de multiples altérations de la fonction symbolique du sujet liées à sa socialisation marginale. Le langage de ces errant.es se réduit le plus souvent à des demandes de prestations de survie et de récits de victimisation construits comme une carte d'identité. Cette demande « fonctionnelle » d'un temps désinvesti avec l'impossibilité d'honorer une heure de rendez-vous, le langage désaffectivé parlant d'espaces d'errance entre lieux d'abri ou nécessités de survie (repas, douches, vêture, etc.) a été l'objet clinique traité dans des observations précédentes. L'écoute clinique aborde de nouveaux objets d'analyse comme le repli d'auto-exclusion qui recouvre souvent une mélancolisation du lien. L'altération symbolique n'est pas ici celle d'une psychose sous-jacente, mais celle d'un sujet exclu qui s'exclut d'un ordre symbolique. Cependant, de plus en plus de psychotiques en rupture de soins se rencontrent dans la rue, comme conséquence, entre autres, des restructurations économistes actuelles de la psychiatrie publique. L'action des soignants « d'aller vers » a ainsi participé à des actions de « maraude » sur le terrain avec des travailleurs ou bénévoles associatifs pour orienter vers une structure de soins. Les passages en commun avec les associations constatent l'altération du corps et du langage dans l'espace improbable qu'est l'organisation de campement. Le contact montre l'ampleur d'états d'alcoolisation ou toxicomaniaques, mais aussi la place d'objets familiers qui subsistent. Le réel de désorganisation psychique est l'observation d'un objet clinique quasi ethnographique.

Nous retrouvons ici une clinique de resymbolisation par l'écoute et le « prendre soin » dans le passage qui institue un début de relation et stimule l'évocation de traces d'une histoire antérieure à l'errance et de ce qui a mis le sujet en errance. La parole de l'expérience vécue de la perte et d'être « laissé-pour-compte » de la société est peuplée de rejets, de violences de rue, mais aussi de compassions et de solidarités passagères de l'environnement local (familles, voisinage, collègues de travail ou d'infortune). Le « prendre soin » hors d'un cadre thérapeutique constitue une expérience nouvelle pour les soignants, ce que Jean Furtos nomme une *clinique psycho-sociale*[190].

L'action commune soignants-travailleurs sociaux s'élabore au fil des passages ou dans des activités de groupes de parole dans des locaux associatifs. Chaque intervenant s'engage avec son imaginaire singulier et sa compétence professionnelle spécifique dans ce qui se passe, tout en participant de la saisie des traces qui commencent à reconstituer son histoire d'errance. Le retour qui en est fait à l'errant tend à resymboliser son existence dans une relation de confiance dans l'autre, condition essentielle d'une démarche en commun vers une structure de soin, une démarche sociale ou un hébergement pérenne.

La clinique d'accueil institue donc une transition politique vers un travail soignant de l'aliénation mentale et sociale dont la portée politique traite d'aliénations sociales. À l'hôpital général, « être là » a réduit l'usage des

---

[190] Jean Furtos, *Les Cliniques de la précarité, contexte social, psychopathologie et dispositifs*. *Op. Cité*, p. 295, note 61.

chambres d'isolement capitonnées et, dans nombre de foyers d'accueil sociaux, certaines pratiques d'isolement-enfermement « asilaire » ou d'exclusion au moindre incident.

Le « prendre soin » clinique de la personne est ce premier temps éthique de soin psychique du sujet pour instituer une continuité relationnelle, une « transversalité[191] » institutionnelle qui traite de ce rhizome d'acteurs du soin dans tout dispositif de soins et dans les évolutions normatives de la société. L'approche de la toxicomanie s'est réalisée avec les associations dédiées, ainsi que le suivi du sida chez les homosexuels avec la reconnaissance dans la sexualité de pratiques sexuelles LGBTQi+ à reconnaître comme droits à la différence et non comme anormalité pathologique.

Le collectif d'accueil dans l'accès aux soins de migrants réfugiés

La pratique clinique de l'institution de transversalité se retrouve dans l'expérience d'accueil inconditionnel par la pratique vivante d'un collectif soignants-migrants qui institue le symbolique de l'humanitaire[192], et aussi dans le social des effets de la perte par le symbolique collectif d'une grève ouvrière.

L'alternative d'accueil élaborée à Médecins du monde est un espace d'accueil collectif. L'équipe de veille sanitaire sur les camps ou les squats, en lien avec des associations ou des collectifs d'aide aux réfugiés, oriente des migrants et des migrantes vers cet espace qui se différencie d'une salle d'attente traditionnelle de consultation individuelle. Ici, l'accueil est un groupe soignants-migrants où les échanges en commun et les activités déterminent

---

[191] Félix Guattari, *Psychanalyse et transversalité*. 1974, éd. Maspero.
[192] Ici Médecins du monde.

l'orientation vers une consultation psychiatrique, psychologique, de médecine générale ou juridique, l'interprète étant présent à chaque moment. Le réfugié peut prendre la parole sur ses besoins immédiats et sur la souffrance d'être « sans-papiers ». Échanger ensemble, dans un cadre qui rassemble hommes et femmes, parle des conditions et des impasses de l'accueil du demandeur d'asile, mobilise et partage différents vécus culturels d'être réfugié et exilé, mais aussi une connaissance des droits juridiques à l'asile. L'espace de parole s'accompagne d'activités communes et d'expression par le dessin ou d'autres supports culturels, temps concrets d'un faire connaissance réciproque, tout en déposant une demande de soin personnelle. Ce temps d'humanité d'un vivant institutionnel sort le réfugié ou la réfugiée de l'isolement et de l'invisibilité de ses souffrances individuelles. Son plaidoyer concret met en évidence un travail d'accueil alternatif applicable aux pratiques institutionnelles de droit commun de l'ensemble des lieux qui reçoivent des réfugiés migrants. Il resymbolise dans l'interculturel du groupe le transculturel d'un accueil soignant, dit « de santé mentale ».

L'expérience de resymbolisation d'une grève ouvrière

La présence de soignants dans le soutien à une grève ouvrière est une autre expérience clinique, car la pratique remet en valeur le destin du gréviste dans la resymbolisation de sujet social et culturel. Bernard Doray l'a explicité à partir de l'analyse de la « dé-symbolisation » mortifère de violences sociales, économiques, politiques de la société néolibérale globale, dans le déni d'une histoire d'identités culturelles et coutumières. La « symbolisation » échappe en partie à l'initiative individuelle, car l'individu n'a que le choix de sens du symbole présidant à ce qui détermine des relations de travail multiples entre symbole et symbolisé. Le symbolisé est de ce fait limité et interroge le langage culturel dans sa pluralité de sens. Cliniquement, c'est l'interprétation freudienne du destin des pulsions qui se réanalyse avec des symboles du langage qui échappent pour une large part à l'individu comme « langage fondamental ». Le travail d'appropriation du symbole, création humaine phylogénétique, introduit la notion d'inconscient dans sa dimension collective. La resymbolisation interprète ce qui, issu d'un patrimoine transmis et de conditions d'existence, a ancré un sentiment d'appartenance sociale et l'investissement du corporel avec son inconscient matériel.

Un travail en commun avec Bernard Doray est une intervention de soutien auprès de salariés en grève contre la fermeture de leur usine à Hellemmes dans le Nord, qui remet également en perspective un travail personnel auprès de ceux d'une autre lutte contre de la fermeture d'Usinor en 1979 à Denain. Ces deux luttes sont le refus de la perte d'un ordre symbolique centré sur l'outil de travail transmis de génération en génération qui a façonné celui de la famille, du quartier, de l'école d'apprentissage, avec ses fêtes et ses relations hommes-femmes. La lutte est le moment où est remise en valeur cette conscience collective et solidaire symbolique pour les travailleurs de l'usine. Les femmes tiennent un rôle moteur dans la mobilisation (organisées à Denain dans l'association Confédération des cadres de la vie sociale), affirmant ainsi une sortie de leur stricte position de domination de genre établie dans cet ordre symbolique. Le commun émancipateur de la lutte est la sortie de l'angoisse de mort sous-jacente d'une identité sociale. Cependant, si la grève est source d'une action de resymbolisation, elle n'annule pas l'angoisse de la perte et le refuge symptomatique, avant, pendant et après la lutte. La consommation d'alcool ou de toxiques en est le symptôme pour oublier la violence de ce qui menace sans la faire cesser. À Denain, cette ambivalence de la subjectivité en souffrance a évolué, entre l'avant, moment de l'annonce que l'usine va fermer, où le Centre médico-psychologique reçoit de nombreux ouvriers qui présentent des vécus dépressifs, et l'après, où ce sont les femmes qui consultent pour leur cadre de vie chamboulé par la présence permanente des hommes à la maison ou le départ vers un ailleurs. Malgré les indemnisations financières qui mettent fin à la grève et la fermeture de l'usine vers un redéploiement de l'emploi vers d'autres sites industriels, les hommes et leur famille sont dans l'incertitude de commencer un travail ailleurs. Dans l'avant et l'après s'observe une montée de l'échec scolaire des enfants. Un syndicaliste le formule dans une consultation par *« nous sommes malades de l'usine »*. Ce constat clinique se retrouve à Hellemmes, mais la resymbolisation de la lutte a créé un espace d'entraide qui continue la solidarité de la lutte dans l'après. L'orientation vers les soins est un processus collectif.

Dans ces luttes, l'écoute clinique est celle d'un social de classe dans sa dimension anthropologique. La resymbolisation du sujet dans l'adversité sociale et économique est la nécessité de migrer avec la famille vers d'autres emplois. Ce sont l'identité acquise du travail de génération en génération et une histoire sociale de migrations antérieures de travail qui réapparaissent dans les entretiens de « l'oublié » (refoulement social ?) de la migration antérieure de la campagne vers l'industrie ou d'autres pays. À Denain, nombre d'ouvriers sont issus d'une migration polonaise, dont l'oubli est relatif, car ils en ont gardé des traditions culturelles au quotidien. D'autres ouvriers sont des ex-colonisés de la migration de travail issue du Maghreb. Les uns et les autres sont restés, malgré leur intégration à la société, des « étrangers » dans les mentalités. Dans la perte du travail, c'est toute une socialisation à resymboliser avec ce passé qui ne passe pas. Chez les Maghrébins, demeure le sentiment que la fin de l'indigénat sans statut humain[193] en 1945 n'a pas cessé dans l'histoire des migrations de main-d'œuvre, la migration de travail étant celle des besoins économiques de l'État moderne de la société capitaliste. Pour les uns et les autres, c'est le discours dominant de son exploitation qui mobilise l'oubli, le refus, le déni de son histoire. Le tri et l'origine du migrant restent un « racisme » ou un ostracisme ambiant dit ordinaire qui traite l'étranger comme un homme en trop de l'intérieur. L'actualité montre globalement la continuité d'un colonial, par ailleurs toujours à l'œuvre dans le maintien d'une colonisation de peuplement[194] dans les « confettis » de l'empire français des deux siècles passés. La resymbolisation passe par la décolonisation des esprits, non seulement par rapport à l'histoire coloniale, mais aussi par rapport à la reconnaissance de l'appartenance du migrant à notre société commune.

L'humain, technique alternative

Les expériences de resymbolisation d'un accueil inconditionnel par la création d'une ambiance qui crée un milieu vivant précèdent tout accès aux thérapies du psychisme. Nous retrouvons ici l'apport précédent de Deligny, Canguilhem et Wallon et ses écarts entre normalité vivante de traces, de gestes, « d'être-là » qui font « milieu » avant toute approche relationnelle de symbolisation du sujet social et son aliénation. Catherine Perret reprend la formule de Deligny sur la caméra outil pédagogique, avec lequel le milieu humain est technique d'apprentissage

---

[193] Isabelle Merle et Adrian Muckle, *L'Indigénat, genèses dans l'empire français. Pratiques en Nouvelle-Calédonie*. Paris, 2019, CNRS éditions.

[194] Nouvelle-Calédonie, où la lutte du mouvement indépendantiste est sa réalité actuelle.

et de vie quotidienne. L'humain traite de survie par le relationnel et le social de l'environnement, ce qui s'ouvre à la capacité à construire d'autres milieux de vie et des modes d'institution. S'introduit avec la « technique du corps » en commun de Mauss une « norme du vivant », le point de départ de symbolisation/resymbolisation de ce qui était aliénation contre-productive de « raisons normatives de sujets parlants et d'espaces relationnels, avec savoirs, savoir-faire, perceptions communes et corps savants… collectifs de corps en collectifs de sujets[195] ». La rencontre possible à instituer traite en premier lieu de vécus dé-subjectivés et de pratiques sexuelles. L'association des termes « technique » et « humaine » transforme-t-elle la psychiatrie et l'approche psychanalytique ? Absolument, comme refus de la normalisation, de la réification du sujet et de ses pratiques sexuelles en chose biologique. L'accueil vivant est une ambiance à créer avec l'autre et non la scène objective d'une pathologisation de la posture, de l'émotionnel, de l'attitude, du visage, du regard et du comportement qui aliène. Quand l'ambiance d'accueil est ce relationnel institué qui crée le milieu et sa cartographie, l'humain devient la technique alternative du vivant, d'un commun dans le soin, l'éducation et le travail social. La clinique devient un outil d'élaboration avec le patient ou la patiente d'un traitement de la subjectivité qui symbolise ou resymbolise l'accès à une socialisation. En recréant un lien social vivant, la clinique est émancipation du symptôme d'anormalité et d'invisibilisation de populations entières.

La reprise de cet outil humain dans l'accueil inconditionnel des réfugiés, migrants et exilés rejoint ces pratiques et s'en différencie, car ici « être clinicien » est une connaissance des multiples mondes de l'histoire de notre Monde, avec son tiers interprète pour accéder aux codes

[195] Catherine Perret, p. 193-198.

sociaux et culturels de langues écrites et orales. Cependant, toutes les situations d'accueil traitent d'une demande de protection et de refuge, où trouver asile est la « valeur humaine » de frontières à franchir réciproquement ensemble. Nommer ces frontières symboliques est essentiel pour le sujet désarrimé du social ou migrant, car cela lui indique une structure repérable de soin pour trouver son autonomie. Le passage de frontières en commun et entre langues détermine un interculturel d'un langage du corps, présence corporelle « d'être là » dans l'écoute de sa parole. Être clinicien intempestif est une éthique de « prendre soin » d'une « humanité-monde » pour resymboliser une subjectivité humaine vivante pour dépasser le paradoxal du symptôme par l'élaboration de transitions concrètes qui autonomisent le sujet.

L'analyse en commun de « ce qui se passe » dans les différentes activités et lieux de soins institue le projet thérapeutique pour chacun et chacune. La clinique est donc *d'être là* à chaque moment de l'expérience vécue du patient ou de la patiente, de ses mots et de ses silences, pour accéder dans la psychose à la symbolisation d'une parole « adressée » qui socialise une subjectivité autonome de sujet social. Le « corps qui parle » participe de cette analyse par l'expression du visage, la posture, les attitudes et les retraits défensifs dans la relation aux autres. Chaque situation vécue est source de traces d'une histoire subjective avec ses incomplétudes, ses incertitudes, ses ambivalences et ses affects. Cheminer avec le patient ou la patiente vers la socialisation et l'émancipation de la maladie est une pratique clinique concrète d'analyse institutionnelle, structure d'étayage de chaque moment du réel de la souffrance psychique, « désaliéniste » de la personne dans l'apprentissage de la socialisation du vivre ensemble. Dans l'aller vers le social et la pratique d'accueil associatif des migrants, l'écoute est une clinique qui s'institue par la continuité de passages et ne peut être qu'une première approche psychologique, début de relation soignante vers un cadre thérapeutique. Cette démarche de secteur public de psychiatrie est un travail de temps long avec de multiples acteurs de la société aux finalités sociales différentes, où le tissage de liens interinstitutionnels élabore du trans-institutionnel comme pratique clinique politique du soin psychique.

Actualité du discours de pouvoir « biopolitique » de la clinique

La technique de l'humain est-elle le nouveau « discours de pouvoir » de la clinique ? La généalogie de Michel Foucault[196] du discours de pouvoir de la clinique « gouvernementalité de la folie » introduit le « biopolitique » comme « organisation disciplinaire » de la société. L'évolution du discours de pouvoir, de technique disciplinaire à « organisation sécuritaire » de contrôle des populations reste, sans l'annuler, une gouvernementalité de toute l'activité humaine et de ses institutions. L'histoire de la folie[197], déconstruction d'une clinique fondée sur la biopolitique d'une « science de l'homme » par nature et de son traitement possible de la folie, est la rupture révolutionnaire avec le grand Autre de la transcendance religieuse qui a été celui de la Révolution française de 1789 avec le moment historique mythique de la libération du fou de ses chaînes par Phillipe Pinel et J.-B. Pussin[198]. Cependant, le « discours de pouvoir » de la clinique moderne se constitue par la subversion de cet acte libérateur

---

[196] Michel Foucault, *Histoire de la folie à l'âge classique*, thèse 1961, Éd. Tel Gallimard, 1972.

[197] Cette reconnaissance de la curabilité du fou est un acquis de la philosophie allemande, en particulier de G. W. F. Hegel (1770-1831), *Phénoménologie de l'esprit*, édition originale 1807.

[198] Philippe Pinel (1745-1826), Jean-Baptiste Pussin (1745-1811).

par « l'isolement-enfermement » de J.-E. Esquirol[199] comme traitement des aliénés. Foucault l'analyse par ses outils techniques « panoptiques » du regard, le jugement perpétuel et la maîtrise du corps du fou, dont le statut est « minoré » et « irresponsable » par nature. Si le « dressage » du corps et des esprits « biopolitique » a évolué avec l'usage extensif de techniques du contrôle des individus et des populations, son actualité est que les nouvelles « classes dangereuses » ne sont plus seulement les pauvres, mais tous les déviants et opposants. Le panoptique du regard est la caméra de surveillance qui se répand dans beaucoup d'hôpitaux, le traçage informatique devient extensif, le « biopolitique » continue à penser et traiter le fou devenu malade mental, le jugement perpétuel, et la maîtrise par sa dangerosité potentielle. La médication symptomatique et la rééducation traitent d'une irresponsabilité individuelle par nature. La biopolitique d'une pratique médicalisée fait retour par une « médecine fonctionnelle neurologique » du pathologique et de l'organisation de sa gestion néolibérale économiste. L'hôpital public, entreprise de production de soins, élargit le contrôle des corps à toutes les souffrances psychiques et à une politique de santé mentale positive de gestion de populations. La domination du marché[200] s'oppose à toute créativité qui échappe à ses critères de rentabilité marchande. J'ai montré dans un chapitre précédent comment

[199] Jean-Étienne Esquirol, *Des passions considérées comme causes, symptômes et moyens curatifs de la maladie mentale*, thèse, Paris, 1805, éd. Didot Jeune. L'isolement est une « méthode perturbatrice » qui « inspire le sentiment de crainte », « une secousse morale » de l'aliéné.

[200] Ces rapports sociaux et politiques de l'économie de marché sont à analyser entre aliénation mentale et aliénation sociale de la société capitaliste, en particulier dans l'évolution des modes de production et de domination. Jean-Pierre Martin, *Émancipation de la psychiatrie, des garde-fous à l'institution démocratique*, chapitre II.

ce normatif biopolitique a été à l'œuvre dans le fichage S des contrôles pour terrorisme et le contrôle épidémiologique global des corps et des esprits face à la pandémie du SRAS-CoV-2 actuel. Le discours de pouvoir biopolitique associe la « gestion des risques » à une politique de la peur. Si la majorité de la population se vaccine dans la peur de la contamination, il demeure que l'urgence sanitaire et le « pass sanitaire » restent une surveillance généralisée d'État. Le néolangage de ce discours est l'évaluation et un traçage social algorithmique d'ordre public, les chiffres remplaçant les mots pour traiter la crise sociale de l'écosystème global. Révélateurs d'inégalités sociales d'une société de classe, les couches populaires et ceux qui produisent l'activité humaine commune sont en même temps les plus atteints par la contamination tout en étant traités comme danger.

Le deuxième apport considérable de Foucault est d'introduire une histoire de la sexualité et la lutte de reconnaissance de droits reconnus du choix de sexualité multiple face à leurs répressions. Malgré son regard critique sur la psychanalyse freudienne et « l'appareil psychique » du sujet où l'identification sexuelle d'une sexualité infantile multiple est son éducation répressive dans la famille nucléaire traditionnelle comme structure, il demeure que Foucault lui reconnaît sa rupture avec la notion de dégénérescence médicale biologique par nature et le refus de toute psychogenèse. L'objet central de Foucault de la lutte contre toute répression de l'homosexualité comme anormalité par une sexualité hétérosexuelle s'opposant au libre choix de sa sexualité rejoint la déconstruction d'un discours de pouvoir normatif biopolitique, où l'action de libération de tout enfermement et répression réintroduit un « nous » social de la libération sexuelle du mouvement de Mai 68 et l'essor du féminisme.

L'apport sur la généalogie du discours de pouvoir de la clinique de Foucault et de ses techniques biopolitiques d'invisibilisation humaine du fou et des femmes reste cependant à intégrer de façon dialectique aux résistances à l'aliénisme du XIXe siècle. Ainsi, la critique de l'aliénisme de P. Pinel prône un « traitement moral » et Maximilien Parchappe[201] décrit la « folie morale ». Cet « utilitarisme moral » a été porté par des médecins humanistes avec W. Tuke et le courant « socialiste utopique » en Angleterre de promotion d'un soin par l'éducation des pauvres et des fous[202]. La critique s'ouvre à la création concrète d'un utilitarisme social et éducatif, sans annuler le discours biopolitique de pouvoir. Celui-ci va d'ailleurs évoluer dans sa technique disciplinaire avec la révolution scientifique de Louis Pasteur (1859) vers un « hygiénisme social » : la découverte de l'asepsie et de la vaccination comme traitement des maladies infectieuses instaure une médecine hygiéniste fondée sur une science objective mesurable et un discours biopolitique outil d'une politique de santé publique d'État. Le contrôle des comportements traite de fléaux sociaux[203] qui intègrent la folie dans la naissance de « l'État social » en recentrant l'action sur la « responsabilisation » de l'individu. La création de la no-

---

[201] Maximien Parchappe (1800-1866), Inspecteur général des asiles d'aliénés et du service sanitaire des prisons. Son *Traité théorique et pratique de la folie* (1841) introduit « la folie morale ».

[202] William Tuke (1732-1822), John Conolly (1794-1866) et Robert Owen (1771-1858).

[203] La notion de fléaux sociaux intègre la révolution pasteurienne du traitement des épidémies et modernise une prise en charge par l'État. Les lois sociales de 1822 puis de 1902 définissent des publics ciblés et mettent en place une police sanitaire « hygiéniste ». La modernisation de ces lois sociales traite de sept fléaux sociaux qui sont la peste, le choléra, la syphilis, la tuberculose, mais aussi l'alcoolisme, la pauvreté et la folie.

tion de « santé mentale » par Édouard Toulouse[204] permet la mise en perspective d'une humanisation hygiéniste des grands asiles d'aliénés, d'une prévention des causalités de la folie et de la reconnaissance de droits humains des patients tout en traitant la folie comme une maladie proche d'un biologique, avec son épidémiologie statistique, et source d'un mouvement de Ligues associatives non gouvernementales.

Bien que la généalogie du discours de pouvoir clinique de Foucault traite d'une histoire de la folie, il demeure que son objet n'aborde pas une histoire de la psychiatrie à partir de l'évolution des connaissances. Avec la naissance des sciences humaines, d'une psychologie positive et de la sociologie, le discours de pouvoir s'enrichit d'outils statistiques et la biopolitique d'actions de prévention mesurables de politiques publiques. La phénoménologie, qui traite de l'expérience existentielle[205] (*dasein*) et la psychanalyse, dont la spécificité traite du mécanisme psychique interne du sujet, rendent compte d'une histoire de la folie qui devient histoire de la psychiatrie avec l'approche psychodynamique de la psychose d'Emil Kraepelin[206] et le « sujet divisé » d'Eugen Bleuler[207] qui traite de la « schizo-

---

[204] Édouard Toulouse (1865-1947). Médecin aliéniste, influencé par le naturalisme social d'Émile Zola, il élabore la notion de « santé mentale ». Journaliste engagé, directeur de la revue *Demain* dont Antonin Artaud sera le rédacteur-chef. Créateur de la première consultation libre à l'hôpital Sainte-Anne en 1920 et de la Ligue française de prophylaxie et d'hygiène mentale en 1921.

[205] Ludwig Binswanger, *La Guérison infinie, histoire clinique d'Aby Warburg*. 2007. Éditions Rivages.

[206] Emil Kraepelin (1856-1926). *Traité de psychiatrie* (1883). Il introduit la notion de psychodynamique dans le processus pathologique, dont les symptômes ne sont que les manifestations superficielles. Auteur d'une première classification moderne des psychoses.

[207] Eugen Bleuler (1857-1939). Psychiatre suisse qui crée les termes de psychiatrie, de schizophrénie et d'autisme.

phrénie ». Dans la confrontation à « l'organicisme » scientifique, se déconstruit et se refonde un nouveau discours de pouvoir, face à la finalité hygiéniste de recherche de l'homme nouveau dans la société qui va produire l'horreur totalitaire du nazisme, qui extermine les juifs, les Tsiganes et également les malades mentaux[208]. La Libération de 1945 va être la recherche d'une société nouvelle. Toutes ces évolutions sont autant d'objets évolutifs et contradictoires au sein d'un discours de pouvoir biopolitique, entre technique de pouvoir sans technique humaine et mouvement alternatif de la « valeur humaine ».

L'analyse biopolitique de Foucault, déconstruction d'un discours de pouvoir d'aliénation individuelle et du choix sexuel, nécessite de penser son apport essentiel avec les normes dominantes de classe du capitalisme de la lecture de Marx. Comme dans la déconstruction de Derrida qui parle du Spectre Marx, il ne se réfère qu'au stalinisme et non à la créativité critique marxiste de la mise en valeur du travail aliéné et d'une société où toute activité est transformée en marchandise. La biopolitique traite de la production d'une hégémonie culturelle de contrôle des corps et des esprits, en laissant de côté les effets aliénants d'un objet du désir formaté en « homme économique » au capital humain. La subjectivité et le désir du choix de sa sexualité face à un discours de pouvoir demeurent un regard et une action critique de toutes les formes d'enfermement. L'engagement politique de Foucault est d'abord la lutte contre toute répression de l'individu déviant, que ce soit de la folie, des pratiques sexuelles dites déviantes et de tous les corps réprimés. La biopolitique

---

[208] L'extermination s'est également produite en France sous le régime de Vichy. Max Lafont, *La Cause des fous, 40 000 malades mentaux morts de faim dans les hôpitaux psychiatriques sous Vichy*. 2000, éd. Le Bord de l'eau. Sa critique par Armand Ajzenberg, « Drôles d'histoires, l'extermination douce ». Revue *Chimères*, hiver 1996, p. 135-148.

reste donc un outil d'analyse fondamental de déconstruction d'un discours de pouvoir et penser une technique humaine clinique et sociétale émancipatrice.

La pratique clinique, objet politique de luttes de résistance

La défense de l'accueil inconditionnel et d'une clinique d'hospitalité met en perspective une pratique clinique du soin psychique relationnelle et institutionnelle qui traite dès l'enfance, trois notions d'accès au symbolique : la valeur humaine du sujet de la socialisation, la lutte pour ses droits humains fondamentaux, le traitement du paradoxe entre corps biologique et subjectivation par le transitionnel qui symbolise ou resymbolise le sujet social autonome avec son identité sexuelle. La praxis du métier de soignant est donc l'enjeu politique de résistance dans la lutte pour une psychiatrie humaine face à l'actualité dévastatrice de destruction marchande des services publics de santé. La notion de transition indique une pratique clinique politique du soin et de l'éducation qui associe la lutte de défense des moyens de soins publics et le refus du sécuritaire et ses contentions, mais aussi de toute forme de répression sexuelle et d'inégalités homme-femme.

Les grèves revendicatives de soignants de ces trois dernières années et actuelles posent clairement une convergence syndicale et politique pour élaborer les conditions de cette transition. La défense centrale des moyens d'un réel service public de secteur psychiatrique pour l'exercer sur un territoire citoyen et l'hospitalisation est de redonner aux soignants les moyens de décision des soins et de leur organisation. La résistance concerne en premier lieu le refus d'une gestion managériale de rentabilité financière immédiate et de ses restructurations public-privé du service public de santé, comme de tous les services publics de la société. Ces luttes font apparaître les besoins de santé de la population à élaborer avec elles. Les moyens pour les réaliser sont ceux immédiats de recrutements massifs de personnels des services publics d'urgence et de la psychiatrie, la création de postes soignants qualifiés pérennes, de lits de suite aux urgences[209] et de la revalorisation salariale significative des métiers du soin pour les rendre à nouveau désirables. L'organisation de ces luttes porte également l'émancipation de l'action syndicale par l'auto-organisation de la grève, que ce soit la création du Comité inter-urgence (CIU) aux urgences de la médecine hospitalière, les assemblées générales des personnels soignants au Rouvray (Rouen), au Havre et à Amiens en 2018-2019 qui se retrouvent actuellement à Tours, Chinon et nombre d'hôpitaux. En psychiatrie, les grèves ont été soutenues localement par des comités de soutien mobilisant la population et les associations de patients et des familles ainsi que d'autres secteurs en lutte dans l'organisation des manifestations, en particulier devant les Agences régionales de santé (par exemple à Rouen). L'ensemble s'est ouvert à une centralité politique avec une inter-lutte des services d'urgences et en psychiatrie, convergence qui a créé le comité inter-urgence (C.I.U) et la réelle participation des médecins à la lutte au dernier trimestre de 2019 avec le Comité inter-hôpitaux (CIH). Cette dynamique de défense du service public et de réappropriation de la décision soignante par les soignants hospitaliers et universitaires est centrale, même si elle demeure confrontée à de multiples entrées catégorielles. Par exemple, en psychiatrie, seule une minorité de psychiatres engagés pour une autre psychiatrie a été présente dans les assemblées générales des personnels. La création du mouvement « Printemps de la

---

[209] L'animation de la grève du Collectif Inter-urgence a mobilisé 250 établissements sur 450, avant d'être rejointe par la création du Collectif inter hôpitaux qui mobilise les médecins.

psychiatrie » en 2019 a donc été sa première convergence militante de collectifs de soignants, du syndicat Sud Santé-Sociaux et de syndicats locaux CGT, d'acteurs du médico-social, d'associations de patients et de famille et de militants politiques soignants. Son Manifeste *Pour un renouveau du soin psychique* promeut une psychiatrie humaine, une éthique soignante indépendante et des droits fondamentaux des patient.es, Son alternative est de sortir du nouvel « ordre gestionnaire » économique et sécuritaire dont le mantra neuroscientifique réifie les patient.es en objets quantifiables de laboratoire. Un moment fort a été l'assemblée générale du 30 novembre 2019 avec la présence d'élus politiques et de délégations de grévistes de la psychiatrie et d'inter-urgence. Il demeure que l'appel proposé à la grève des outils gestionnaires d'évaluation de l'activité par la saisie des données informatiques est resté concrètement un grain de sable immédiat, mais difficile à mettre en œuvre durablement dans la machine gestionnaire et sécuritaire. La revendication doit donc trouver sa forme de lutte élargie à d'autres forces de défense des droits de l'homme dans la société pour remettre le périmètre de diffusion des données médicales « protégées » à la seule équipe soignante. Elle s'oppose clairement aux politiques sécuritaires et de contrôle social actuel qui imposent une surveillance algorithmique étendue aujourd'hui à d'autres acteurs sociaux, voire à des entreprises, à des associations de statut privé[210] et au ministère de l'Intérieur. Le décret qui met en place Hospiweb permet en effet le croisement des données de santé avec les fichiers S du ministère de l'Intérieur[211], une atteinte aux libertés fondamentales

[210] Mathieu Bellahsen et Rachel Knaebel, *La Révolte de la psychiatrie, les ripostes à la catastrophe gestionnaire*. Paris, 2020, éd. La Découverte, chapitre II, et la p. 36 qui cite l'ouvrage *L'Homme neuronal* du neurobiologiste Jean-Pierre Changeux, 1983.
[211] Décret n° 2018-383 du 28 mai 2018.

démocratiques qui concerne tous les acteurs du soin, du médico-social et de l'ensemble des soins de la population. Son actualité prolonge également la gestion de données personnelles dans le « tracing » des personnes contacts avec un contaminé durant la pandémie virale du Covid, ce qui pose son nécessaire contrôle démocratique dans un contexte de restriction de la liberté de circulation des mesures de confinement qui impose l'obligation de vaccination par un « pass sanitaire ».

Le second événement réussi du Printemps de la psychiatrie a été les Assises citoyennes de la psychiatrie en mars 2022 comme réponse aux Assises gouvernementales de la psychiatrie de septembre 2021. Ces contre-assises ont réuni des professionnels psychiatres, des psychologues, quelques infirmiers et le médico-social, mais avec une présence limitée d'associations de patients et de familles et pas d'acteurs politiques. Le moment fort a donc été le soutien de la mobilisation des psychologues face à la remise en cause de leur statut, qui les soumet à la prescription médicale pour accéder à une prise en charge de la Sécurité sociale[212]. La perspective de pratiques cliniques alternatives reste donc à reconstruire, ce qui soulève la question de la transversalité politique d'une résistance alternative de lutte qui rassemble le secteur public psychiatrique et de l'hospitalisation publique, du médico-social, de l'éducation, de la pédiatrie[213] et de la

[212] L'arrêté du 10 mars 2021 qui traite de l'expertise spécifique des psychologues réduit leurs approches soignantes et les soumet à l'autorité médicale hiérarchique. Un projet de loi parlementaire appelle à créer un ordre professionnel des psychologues.

[213] La tribune le 21 octobre 2022 du Collectif Pédiatrie est signée par 4 000 professionnels, patients et parents face au tri d'accueil aux urgences lors d'une épidémie de bronchiolites. Ce texte rend parfaitement compte de la réalité non seulement de la pédiatrie, mais également de l'accès aux soins psychologiques de l'enfant et de l'ensemble de la psychiatrie publique. La pandémie du Covid avait

pédopsychiatrie, une alternative globale pour un réel service public citoyen. La sortie du paradoxe entre le défensif immédiat des luttes locales actuelles et le projet d'émancipation est une transition politique qui refonde un réel secteur de psychiatrie publique de proximité avec la population et ses élus pour de réels droits collectifs des patient.es et le refus de la répression de soignants lanceurs d'alerte. Élaborer l'alternative est réactualiser et réinventer à partir des acquis cliniques de soins humains antérieurs de la subjectivité dans la pluralité des métiers du soin. L'actualité de la lutte contre une loi retraite qui précarise la retraite elle-même montre également les effets de la précarisation généralisée du travail, de l'école, d'une protection sociale solidaire[214] et de l'écosystème. Resymboliser l'objet du désir d'avenir est être acteur d'une transition politique émancipatrice.

---

déjà montré cette dégradation majeure pour l'ensemble de la santé publique. Le collectif Pédiatrie crée une dynamique qui dépasse l'état des lieux, car sa forme de lutte peut rassembler large pour créer un rapport de force.

[214] Le mouvement des Gilets jaunes a été l'expression des « gens de la moyenne », chantés par Colette Magny dans les années post-68.

CONCLUSION

La praxis clinique d'une psychiatrie relationnelle et institutionnelle est l'objet de résistance au modèle gestionnaire de « managers » administrateurs et de psychiatres producteurs de soin à valeur marchande. Peut-elle se réinventer afin de mettre un grain de sable politique dans l'hégémonie culturelle d'un neuronal du cerveau et des techniques statistiques objectivantes de saisie algorithmique de tout acte de soin ? Comment redonner sens au métier de soignant ? Comment penser l'anthropologique de la parole humaine et de réels droits des patient.es ?

La première conclusion de cet essai est l'utopie concrète émancipatrice la « valeur humaine » de la parole des patient.es. et de pratiques cliniques politiques relationnelles et institutionnelles d'une clinique d'hospitalité ouverte au psychothérapeutique de la subjectivité en souffrance. L'éthique soignante traite de passe par Le premier acte d'accueil inconditionnel la singularité de la personne dans son genre, sa réalité sociale, sa culture avec ses causes intimes inconscientes subjectives. L'expérience d'accueil - milieu vivant - est une technique de l'humain qui éclaire ce qui fait négociation d'un consentement aux soins – avec qui, dans quel lieu et quels contenus et pratiques médicamenteuses. Le soin psychique par l'écoute de la parole du patient et de ses vécus émotionnels et subjectifs ne traite pas d'une « anormalité » symptomatique et comportementale par nature pour accéder au pathologique mais de la subjectivité à traiter.

La deuxième conclusion est l'implantation de cette pratique clinique sur le territoire citoyen qui redonne vie à une réelle politique de secteur public de psychiatrie généraliste dans la vie sociale et culturelle, en rupture avec un territoire économique de plateformes de tri public-privé. La notion de proximité repose sur le travail en commun d'accueil et de continuité des soins qui mobilise un réseau d'acteurs qui participent au traitement : le médecin généraliste et la famille quand elle est présente, ou accompagne le soin (le travailleur social ou associatif), mais aussi les élus politiques. L'expérience de centres d'accueil de crise a montré la créativité d'une ambiance relationnelle de confiance ou de protection dans la psychose, l'hospitalisation n'étant qu'un temps possible du soin à élaborer. L'équipe d'accueil, par une pratique de responsabilité soignante élargie, réunit l'équipe infirmière et les psychiatres, les psychologues et les travailleurs sociaux mobilisables ou intégrés à l'équipe selon la nécessité d'un suivi thérapeutique et social. L'hospitalité commence avec l'accueil du sentiment d'urgence. La proximité permet de commencer à étayer une cartographie des personnes-ressources familiales et du social. Le cadre participe d'une transversalité du soin possible pour la thérapie, ce que Félix Guattari et Gilles Deleuze ont nommé rhizome de la vie sociale. Le centre d'accueil de crise s'inscrit donc dans un projet d'analyse institutionnelle de service public et d'accès aux soins par la recherche clinique de la négociation du consentement (pour quels soins et dans quel cadre). Son accès demeure pendant le soin psychique un recours en cas de moment de crise, resymbolisation vivante d'un lieu refuge en particulier pour les patient.es souffrant de psychose. L'alternative d'une pratique clinique politique du milieu vivant d'accueil donne donc sens à une normalité biologique et sociale du soin psychique qui traite le pathologique dans son rapport dialectique avec des normes sociales multiples et évolutives de l'éducation et globalement de la culture. Elle donne sens à une connaissance anthropologique scientifique de ce qui fait structure institutionnelle et parenté dans une société. Le carrefour de sciences de la clinique est une pratique clinique politique qui s'ouvre à la notion de transition de sortie du contrôle social du corps et de l'esprit, du choix sexuel comme « anormalité ».

La troisième conclusion est la reconnaissance et la conquête d'un réel statut de droit commun des patient.es, émancipation politique centrale de la réduction du sujet au comportement social déviant. Elle passe par l'abrogation des lois du 26 juin 2010 de modernisation de l'isolement-enfermement du soin psychiatrique[215] et de la loi du 5 juillet 2011 sécuritaire de la présidence Sarkozy, qui instaure la mise en observation sous contrainte de 72 heures à l'hôpital, véritable « garde à vue » psychiatrique. La décision du Conseil constitutionnel du 26 novembre 2010 qui introduit une judiciarisation de toute contrainte comme privation de liberté, le juge des libertés de la détention devant l'autoriser et le patient ayant accès au recours à la présence d'un avocat, est à appliquer dès le début de toute hospitalisation contrainte. Son application, diverse au quotidien[216], suppose la permanence de soi-

[215] À Paris, l'Infirmerie de la préfecture de police (IPPP) pour les mesures d'ordre public et le Centre psychiatrique d'orientation et d'accueil (CPOA) pour les demandes d'hospitalisation à la demande d'un tiers. Ainsi, le centre d'accueil et de crise sectorisé du centre de Paris, qui a permis des liens permanents avec le CPOA, avec un chemin plus ardu avec l'infirmerie de la préfecture de police de Paris, cesse de faire de l'accueil une alternative qui détermine l'hospitalisation comme un temps du soin.

[216] L'extension de l'autorisation du JLD au médecin, limitée à 48 heures pour toute les pratiques d'isolement et de 24 heures pour la contention de l'article 84 de la loi du PLFSS 2021, limite la possibilité de recours du patient et non son obligation de droit ; il ne mettra pas

gnants qualifiés et de moyens de soins du service public et de la justice pour la gérer.

Il s'agit bien d'affirmer la défense centrale des droits humains de patient.es privés de liberté comme droits de l'homme et de toute alternative soignante émancipatrice. La revendication de droits des patients est donc à intégrer dans le Code civil. De même, elle interroge les conditions du soin dans des établissements pour malades difficiles, en particulier ceux relevant de l'irresponsabilité pénale. La remise en cause du non-jugeable de la folie-maladie mentale par un populisme pénal ambiant est en réalité un jugement insaisissable pour le meurtrier et le déni de la priorité du droit aux soins.

La revendication des droits des patient.es rejoint ceux du commun et en particulier la lutte pour l'égalité des droits entre hommes et femmes. La revendication féministe de sortie de la société patriarcale et de la domination masculine avec ses violences quotidiennes a été la conquête féministe dans l'après-Mai 68 de « notre corps nous appartient »et l'accès à l'IGV, ce qui concerne le soin psychique. Dans un article récent, j'ai montré combien le sexuel reste un tabou dans les services de soins psychiatriques[217], ainsi que la reconnaissance de la normalité du choix sexuel. Ce mouvement de libération émancipateur concerne des évolutions de la sexualité normative dans la société, la structure de la famille nucléaire, un père et une mère, n'étant plus celle de nombre de familles recomposées ou de couples homosexuels. Cette évolution interroge moins la sexualité infantile polymorphe de la psychanalyse freudienne, source de refoulement et de retour dans la névrose par la cure, qu'une pratique actuelle de la cure qui campe sur l'hétérosexualité comme normalité, renvoyant

---

fin à sa pratique et ne précise pas ce qui peut déterminer son exceptionnalité.

[217] Jean-Pierre Martin, *Le Sexuel, tabou.* VST n° 150

les nouvelles pratiques sexuelles multiples à l'anormalité d'une perversion. Or l'homosexualité a cessé de constituer un délit depuis 1982. Les mouvements LGBTQi+ sont reconnus depuis les années 1970 aux États-Unis. Avec l'essor du féminisme de la loi Veil de 1976 sur l'accès à l'IVG, de nouvelles normes sociales, culturelles et anthropologiques sont des avancées vivantes et non une « anormalité » qui relèverait d'une psychiatrisation répressive. L'anthropologique culturel de l'identité sexuelle produit de nouveaux discours symboliques d'émancipation sociale et politique comme pratique clinique dans la diversité des cultures humaines de la planète.

Ce sont les sciences de l'éducation, de la parentalité et de l'école qui sont convoquées face au tsunami politique qui détruit les acquis cliniques antérieurs du développement et de la parole de l'enfant, réduits au traitement du comportement « perturbateur », à des grilles de lecture renvoyées au neuronal et à « un spectre autistique ». La surinterprétation diagnostique de maladie et la surmédicalisation médicamenteuse de l'enfant tendent à dominer l'éducation dans la famille et l'école selon le primat idéologique d'une mise en concurrence d'un « je » performant dans la réussite de l'apprentissage et du « nous » symbolique d'une socialisation autonome. Une critique radicale de cette « économie comportementale[218] », « science du cerveau », contre la réalité spéculative de réduction de la maladie au symptôme qui déshumanise le sujet[219] en objet réifié en chose scientifique et sociale à gérer au moindre coût, objet d'un marché capitaliste globalisé, est objet clinique d'émancipation politique. Son langage technique se

[218] Barbara Stiegler, *De la démocratie en pandémie*. Éditions Gallimard, 2021.

[219] Le modèle « d'homme économique » est l'hégémonie d'un critère imposé dans le travail d'acculturation. Sa domination de marchés mondialisés s'oppose à toute autre civilisation en s'imposant civilisation incontournable.

réduit à un néolangage « communicationnel » de saisie algorithmique de données gestionnaire, autoréalisation de ses propres grilles de lecture des symptômes (DSM) qui subvertit le langage de l'échange humain relationnel du soin. Les soignants ne savent plus ce qu'ils font dans cette clinique par nature de dressage et de contrainte des corps et des esprits, et l'actualité des démissions de soignants face à la crise du métier et de l'éthique du soin, à la perte d'attractivité du soin à autrui, est la désespérance d'un réel service public en perte de moyens et d'éthique du soin psychique.

La cinquième conclusion traite d'une clinique du trauma qui réactualise l'indicible de l'événement traumatique individuel à réhabiter et dont le destin des pulsions de vie et de mort rencontre un social commun en crise, une planète en crise avec la pandémie du Covid. Chacun et chacune a vécu avec un « exil chez soi » fait de confinements, de distanciations sociales et de couvre-feux décidés comme urgence sanitaire sans décision démocratique. La liberté de circulation a été interrompue, la « désaffiliation sociale » laisse sans protection les populations les plus précarisées et les « premiers de cordée » mobilisés pour la vie commune, les personnes âgées et les jeunes en rupture d'avenir et les patients en rupture de soins, en particulier dans l'accès aux moyens de protection et à la vaccination. Le trauma se retrouve dans « l'exil hors de chez soi » des migrants réfugiés. Ce sont les bords de l'institution du soin psychique, du prendre soin et du soin curatif qui se délitent dans la société et les sociétés du monde.

Resymboliser le vivant en commun est l'objet de la pratique clinique politique de se réapproprier une transition démocratique de lutte écologique et politique à démocratique, étendue à l'ensemble de la population. La resubjectivation vivante mobilise des cultures différentes vers un transculturel de la vie en commun. Ce moment de rencontre de la société occidentale avec les cultures réinterroge ce qui symbolise le normal et le pathologique de la pratique clinique dans chaque culture dans l'accueil inconditionnel des migrants réfugiés à la recherche d'un lieu où vivre, et son avenir.

Reprendre la parole pour résister conjugue ce que Pierre Delion[220] a nommé le « moment Tosquelles », acquis de la « valeur humaine » du soin et « grande absente des pratiques soignantes somatiques et psychiques[221] » et du « moment Bonnafé » qui élabore le projet de secteur public de psychiatrie généraliste dont une implantation préalable institue du soin psychique « désaliéniste » dans la citoyenneté de la société. Avec l'abrogation de la loi du 30 juin 1838 et de toute loi de contrainte existante, les remettre en perspective nécessite de les actualiser et de les réinventer non seulement dans les institutions de soins mais également dans la cité.

Si les grèves en psychiatrie de ces trois dernières années et la création du mouvement Printemps de la psychiatrie indiquent un début de défense concrète des pratiques de secteur psychiatrique public qui appellent à une convergence de résistances qui reste à construire dans une situation sinistrée où les revendications immédiates défensives de moyens sont au premier plan. Ces apports fondamentaux d'une clinique institutionnelle humaine et de service public se sont enrichis de « la liberté est thérapeutique » de Mai 68 en France, de l'apport de la pensée de déconstruction anti-asilaire de Michel Foucault et de la désinstitutionalisation de Franco Basaglia en Italie où l'action de fermeture des grands asiles psychiatriques met en valeur les « besoins pratiques » des patients comme objet d'émancipation politique dans la société.

---

[220] Pierre Delion, *Le moment Tosquelles*. 2020, Savoir-agir.

[221] François Tosquelles, *Le vécu de la fin du monde dans la folie. Le témoignage de Gérard de Nerval*. Grenoble, 2012, Éd. Jérôme Million et Jacques Tosquelles.

Se réapproprier ce déjà-là est écrire une nouvelle histoire de la clinique dont l'éthique soignante fonde une institution humaine de soin. La perspective émancipatrice de refonder un réel service public de secteur psychiatrique généraliste rejoint la reconquête d'une politique de protection sociale solidaire et démocratique. L'ensemble des acquis d'une pratique clinique émancipatrice du soin psychique est à repenser comme transition relationnelle et institutionnelle d'une alternative émancipatrice politique qui conjugue pratiques cliniques humaines et droits humains émancipateurs. L'émancipation de la psychiatrie est redonnée sa place au choix sexuel de chacun et chacune sans discrimination pour penser le soin du sexuel.

La transition, « utopie concrète », mobilise le clinicien en acteur du soin et à être un passeur d'humanité intempestif, « désobéissant », à contretemps. L'éthique de « désobéissance civile[222] » ne peut être une liberté individuelle sans limites, car les droits fondamentaux de l'Homme et de la démocratie sont ceux d'une responsabilité humaine collective.

L'utopie concrète clinique réactualise *Si c'est un Homme de* Primo Lévi :

> « Qu'on imagine maintenant un homme privé non seulement des êtres qu'il aime, mais de sa maison, de ses habitudes, de ses vêtements, de tout enfin littéralement ce qu'il possède : ce sera un homme vide, réduit à la souffrance et au besoin, dénué de tout discernement, oublieux de toute dignité, car il n'est pas rare, quand on a tout perdu, de se perdre soi-même[223]. »

---

[222] Son actualité mobilise nombre d'habitants, de militants et d'humanitaires qui exigent ce droit commun et institutionnel. Il se retrouve, entre autres, à Calais, à Paris et dans la vallée de la Roya, dans les collectifs rassemblés dans des États généraux de la migration.

[223] Primo Lévi, *Si c'est un homme*. 1947, éd Julliard, 1987

La formulation de Primo Lévi résonne pour les migrants de « risquer sa vie pour la gagner ». Chaque situation clinique de ce livre indique une perspective de reconquête de la place du sujet social dans le soin. « Trouver asile » est une pratique clinique politique de la valeur humaine et un droit de l'homme démocratique de réels services publics, de liberté de circulation et d'installation, de fraternité[224] et d'hospitalité.

[224] La fraternité est reconnue comme principe de valeur constitutionnelle par la décision n° 2018-717/718 du 6 juillet 2018 par le Conseil constitutionnel.

TABLE DES MATIÈRES

INTRODUCTION 9

La première résistance politique est la connaissance
de son histoire 11
Quelle alternative clinique aujourd'hui
est l'objet politique de cet essai 19

La pratique clinique du soin psychique,
un carrefour de sciences 31

Le normal et le pathologique 32
Le normal et le pathologique
dans le développement de l'enfant.. 38
La notion de transition dans la clinique 40
L'hégémonie actuelle de la norme médicament 43
La « névrose actuelle », excès pathologique du normal ? ... 47
La précarité sociale source de névroses actuelles 55
Auto-exclusion et « mélancolisation du lien social » 58
Mélancolisation du lien et psychose maniaco-dépressive ... 61
Le non-accès au symbolique de la psychose 64
Névroses actuelles et normes symboliques.......................... 71
Le sexuel, écoute psychanalytique
du pathologique psychiatrique 74
Identité sexuelle et hétérosexualité de la famille nucléaire . 79
Les addictions, déplacement de l'objet sexuel..................... 84

Le trauma,
indicible individuel et rupture du lien social 89

Le trauma social, crise anthropologique de l'humain.......... 93
L'acte terroriste tue une cible symbolique........................... 94
Un virus inconnu, trauma d'un écosystème global
en crise 101

Crise des institutions et « populisme pénal »...................... 119

La récusation et le refus de soin dans la clinique 124
La récusation, objet du juridique 130

Clinique de l'exil, être réfugié... 135

L'exil, approche clinique de la condition humaine............ 141
L'accueil des mineurs isolés 164
Un passage en commun de frontières multiples 169
Quand la terre d'origine détermine l'identité et la langue. 171
Habiter un lieu relationnel, l'altérité et sa culture 174
Le sujet invisibilisé 178

Malaise dans la civilisation ?.. 181

L'utopie concrète d'une clinique de resymbolisation....... 187

L'accueil, clinique d'hospitalité du secteur psychiatrique. 187
Le collectif d'accueil dans l'accès aux soins
de migrants réfugiés.. 193
L'expérience de resymbolisation d'une grève ouvrière..... 194
L'humain, technique alternative 197
Actualité du discours de pouvoir « biopolitique »
de la clinique... 200
La pratique clinique, objet politique de luttes
de résistance.. 206

CONCLUSION 211

Structures éditoriales du groupe L'Harmattan

L'Harmattan Italie
Via degli Artisti, 15
10124 Torino
harmattan.italia@gmail.com

L'Harmattan Hongrie
Kossuth l. u. 14-16.
1053 Budapest
harmattan@harmattan.hu

L'Harmattan Sénégal
10 VDN en face Mermoz
BP 45034 Dakar-Fann
senharmattan@gmail.com

L'Harmattan Cameroun
TSINGA/FECAFOOT
BP 11486 Yaoundé
inkoukam@gmail.com

L'Harmattan Burkina Faso
Achille Somé – tengnule@hotmail.fr

L'Harmattan Guinée
Almamya, rue KA 028 OKB Agency
BP 3470 Conakry
harmattanguinee@yahoo.fr

L'Harmattan RDC
185, avenue Nyangwe
Commune de Lingwala – Kinshasa
matangilamusadila@yahoo.fr

L'Harmattan Congo
219, avenue Nelson Mandela
BP 2874 Brazzaville
harmattan.congo@yahoo.fr

L'Harmattan Mali
ACI 2000 - Immeuble Mgr Jean Marie Cisse
Bureau 10
BP 145 Bamako-Mali
mali@harmattan.fr

L'Harmattan Togo
Djidjole – Lomé
Maison Amela
face EPP BATOME
ddamela@aol.com

L'Harmattan Côte d'Ivoire
Résidence Karl – Cité des Arts
Abidjan-Cocody
03 BP 1588 Abidjan
espace_harmattan.ci@hotmail.fr

Nos librairies en France

Librairie internationale
16, rue des Écoles
75005 Paris
librairie.internationale@harmattan.fr
01 40 46 79 11
www.librairieharmattan.com

Librairie des savoirs
21, rue des Écoles
75005 Paris
librairie.sh@harmattan.fr
01 46 34 13 71
www.librairieharmattansh.com

Librairie Le Lucernaire
53, rue Notre-Dame-des-Champs
75006 Paris
librairie@lucernaire.fr
01 42 22 67 13

www.ingramcontent.com/pod-product-compliance
Lightning Source LLC
LaVergne TN
LVHW010918061026
849535LV00007B/2131
9782140493515